初めて学ぶ
血液透析の手技と看護

編著 西 慎一 新潟大学 准教授

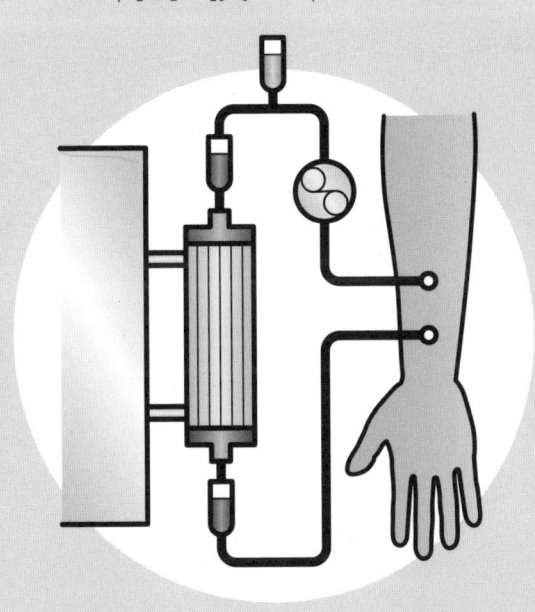

株式会社 新興医学出版社

編著者

　　西　　慎一

著者一覧

新潟大学医歯学総合病院診療支援部・臨床工学部
新潟大学医歯学総合病院看護部
新潟大学医歯学総合病院血液浄化療法部
新潟大学大学院医歯学総合研究科腎膠原病内科学分野（第二内科）

第1章担当　臨床工学技士

　　長谷川　進
　　武田　真龍
　　鈴木　敦子

第2章担当　看護師

　　中村　智恵
　　池　　睦美

第3, 4章担当　医師

　　西　　慎一
　　伊藤　由美
　　保坂　聖子
　　川村　和子
　　蒲澤　秀門
　　和田　真一
　　竹山　綾
　　猪俣　繁
　　甲田　亮

推薦の言葉

「透析療法について勉強したい」と思ったときに皆さんはどうするでしょうか。この世には，多くのご高名な先生方によって，すでにたくさんの詳しい著書が出版されていますので，それらの本をひもとくのが最も手っ取り早く，しかも確実に知識を身につける方法でしょう。また時間があれば，英文で教科書や最先端の論文を片っ端から熟読するのも素晴らしいことだと思います。

さて本書は，二つの点で，それらの今までの成書や論文などの立場とは，少し異なった角度から作られた本です。まず，主に執筆したのが新潟大学医歯学総合病院の透析室で日々患者さんの診療に携わっている，臨床工学技士，看護師，そして若い医師の方々であるという点，そして内容については，一般的な透析と透析看護に関する基礎知識に加えて，実際の透析室での業務が具体的にイメージできるような記載をするように心がけた点です。本書はそれらの点でとてもユニークなものであり，他の成書や論文とともに読んで頂ければ，透析療法のより具体的な理解のためのお役に立つのではないかと思います。

是非，たくさんの方々に本書を読んで頂き，明日とはいわず今日からの透析医療の現場で，活用して頂くよう，こころから希望致します。

新潟大学医歯学総合病院　第二内科教授　成田一衛

序

「初めて学ぶ血液透析の手技と看護」は，特に透析室に勤める新人スタッフの方々に是非読んでいただきたいという願いのもとに書かれた本です．この本の著者は，透析室に勤務する臨床工学技士，看護師，そして医師達です．日々担当している透析室の業務を，改めて分かりやすく解説にするには，著者達にとっても少し戸惑いもありました．しかし，できるだけ日常業務の流れに沿って業務内容を解説するように努力しました．本書では，透析医療の基礎的知識をまず解説し，加えて実践的な看護知識，医学的知識が学べるように構成されています．第一章は，臨床工学技士が担当しました．透析室の機器や透析原理に関する解説が記載されています．第二章はベテラン看護師が担当しました．透析室看護では，事前の物品準備から透析後の患者管理までが一つの看護単位と言えます．その流れと内容を平易な解説で紹介してもらいました．第三章と第四章は医師が担当しました．長期透析患者が多い透析室では，患者さんが有する透析合併症の理解も看護師や臨床工学技士にとって重要な問題です．また，透析患者さんのデータ管理と薬剤管理も重要なポイントです．第三章と第四章では，これらの内容を解説しています．

本書を読んで，明日からの透析看護に自信が湧いてくるようであれば著者としては本望です．最後に，私たちの透析室の管理に関して，日々高所からご指導をいただいている新潟大学医歯学総合病院血液浄化療法部の部長である腎泌尿器科学教室教授の高橋公太先生と新潟大学医歯学総合病院第二内科学教室教授の成田一衛先生に感謝の意を表します．

2010年4月吉日

西　慎一

目　次

1章　透析室のシステムと患者看護 …… 1

1-1　透析液の供給システム …… 1
1-2　患者監視装置の仕組み …… 6
1-3　透析回路の組み立て …… 11
1-4　穿刺開始までの準備 …… 15
　A．透析室の透析開始準備の手順 …… 15
1-5　穿刺から透析開始までの手順 …… 18
　A．穿刺の準備 …… 18
　B．患者監視装置の準備 …… 19
　C．穿刺部位の消毒 …… 19
　D．駆血 …… 20
　E．穿刺 …… 20
　F．血液回路との接続と固定 …… 21
　G．透析開始 …… 22
1-6　透析中の患者管理と看護 …… 23
　A．透析中の患者管理のポイント …… 23
　B．透析中の患者さんの訴え …… 26
1-7　透析終了時の手順 …… 27
　A．透析終了操作 …… 27
　B．抜針 …… 28
　C．止血 …… 28

  D．透析後の観察………………………………………………29
 1-8　透析終了後の管理……………………………………………31
  A．透析終了後の症状と対策………………………………31
  B．帰宅時と帰宅後の注意…………………………………32

2章　透析患者自身での管理と看護支援……………34

 2-1　バスキュラーアクセスの管理………………………………34
  A．バスキュラーアクセスとは……………………………34
 2-2　ドライウエイトの管理………………………………………38
  A．ドライウエイトとは……………………………………38
 2-3　食事の管理……………………………………………………41
  A．透析患者の食事管理の基本……………………………41

3章　透析患者にみられる合併症の管理と看護………46

 3-1　高血圧…………………………………………………………46
 3-2　低血圧…………………………………………………………52
 3-3　血糖値異常……………………………………………………56
 3-4　電解質異常……………………………………………………61
 3-5　低栄養の管理…………………………………………………65

- 3-6 貧血 …………………………………………70
- 3-7 透析アミロイド症の管理 …………………74
- 3-8 動脈硬化症の管理 …………………………78
- 3-9 認知症 …………………………………………82
- 3-10 脳血管障害 ……………………………………89
- 3-11 視力障害 ………………………………………95
- 3-12 副甲状腺機能亢進症 ……………………99
- 3-13 心不全 ………………………………………104
- 3-14 虚血性心疾患 ……………………………109
- 3-15 腹痛と便秘 …………………………………115
- 3-16 出血性胃腸障害 …………………………121
- 3-17 後天性腎嚢胞 ……………………………124
- 3-18 泌尿器科的疾患 …………………………127
- 3-19 関節痛・関節変形 ………………………130
- 3-20 脊椎疾患 ……………………………………133
- 3-21 搔痒症 ………………………………………136
- 3-22 色素沈着 ……………………………………140

4章 データの管理と薬剤管理 ……………………142

- 4-1 透析患者の検査値 …………………………………… 142
- 4-2 透析患者の定期検査 ………………………………… 146
- 4-3 内服薬の管理 ………………………………………… 148

1. 透析室のシステムと患者看護

1-1　透析液の供給システム

　血液透析室の看護業務をこなすには，透析室全体の仕組みを理解する必要もあります。血液透析には必ず透析液が必要です。透析液は透析室の背後にある機械室で作成し，透析患者さんの治療を行う患者監視装置（コンソール）に供給されます。次のような仕組みになっており，臨床工学技士が日々調整しています。

◇透析液の供給

　日本で血液透析が普及した背景の一つには，多人数透析を可能にした水処理システムや透析液供給システムの進歩があります（図1）。透析液の原水は水道水または井戸水です。これを水の浄化システムを用いて患者さんの血液透析に安全に用いることができるように処理しています。さまざまなフィ

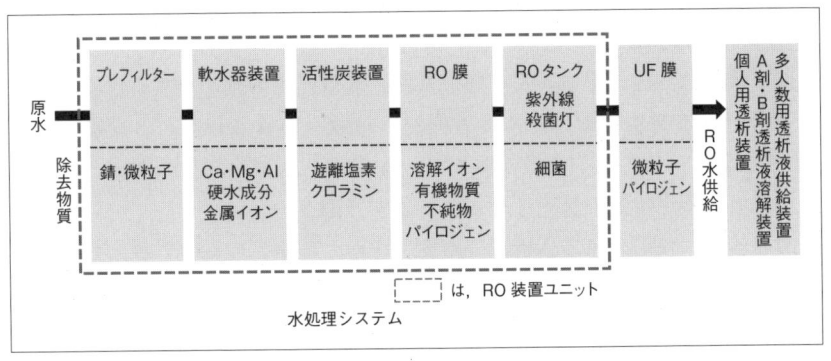

図1　水処理装置と除去物質

ルターやRO装置(逆浸透装置＝海水から真水を精製できる)などにより，微粒子，金属，細菌，エンドトキシンの除去を行っています(**図1**)．このようにして清浄化された水を作成しており，そのレベルは点滴液と同等かそれよりもすぐれています．

通常，透析液は市販の溶液型透析液や粉末型透析剤を清浄化された水で希釈して使用しています．日本透析医学会統計調査(1999年)によると，日本の透析施設の93％が原水を処理するために，RO装置を設置していました．現在では，より透析の安全性を確保する目的もあり，透析液の許容化学物質や微生物汚染について，国際的な基準案(ISO/CD23500)が討議されています(**表1**)．日本においても，ISO基準に合致した新たな基準が作成されました．今後は，このような透析液清浄化も各施設で管理していかなければなりません．

血液透析では，ダイアライザ(透析器)内の半透膜的性質をもつ透析膜を介して，血液と透析液間の濃度勾配を利用した2方向性の溶質移動を利用して血液を浄化しています．よって，透析液中には人体に有害となるような物質は含まれてはなりません．

患者監視装置(コンソール)については後ほど説明しますが，多人数用と個人用があります．多人数用患者監視装置には希釈された透析液が透析液供給装置から供給されます．個人用患者監視装置では，溶液型の透析液が患者監視装置の前にあり，清浄化された水を装置内で希釈して使用しています．

◇透析液の種類

血液透析は，透析患者さんの体液異常，体液過剰の補正をするために，血液と透析液の濃度勾配による2方向性の拡散(物質の移動)と，限外濾過(水の移動)に伴う溶質移動を利用し，血液から尿毒症物質の除去と透析液から血液へ不足物質の補充を行っています(**図2**)．

血液透析に使用される透析液の組成ですが，健常人の細胞外液と類似した組成となっています．現在市販されている主な透析液の組成を**表2**に示します．透析液はA液とB液に別れています．A液は電解質と糖を含んだ液であり，B液は重炭酸液です．その組成は複数のタイプのものが市販されて

表1 透析用水管理基準値（22項目）

基準項目化学物質	透析用水基準濃度	水道水基準濃度
1 カルシウム	2（0.1 mEq/l）	300以下
2 マグネシウム	4（0.3 mEq/l）	300以下
3 カリウム	8（0.2 mEq/l）	500
4 ナトリウム	70（3.0 mEq/l）	200以下
5 アンチモン	0.006	0.015
6 ヒ素	0.005	0.01
7 バリウム	0.1	0.7
8 ベリリウム	0.0004	
9 カドミウム	0.001	0.01
10 クロム	0.014	0.05
11 鉛	0.005	0.01
12 水銀	0.0002	0.0005
13 セレン	0.09	0.01
14 銀	0.005	
15 アルミニウム	0.01	0.2
16 総残留塩素（結合＋遊離）	0.1	1
17 銅	0.1	1
18 フッ化物	0.1	0.8
19 硝酸塩（窒素）	2	10
20 硫酸塩	100	
21 タリウム	0.002	
22 亜鉛	0.1	1

(mg/l)

微生物学的管理基準

	ET濃度（EU/ml）		細菌数（CFU/ml）	
	ISO	日本	ISO	日本
透析用水	<0.25	<0.05	<100	<100
標準透析液	<0.5	<0.05	<100	<100
超純粋透析液	<0.03*	<0.001*	<0.1	<0.1
注入用透析液	<0.03*	<0.001*	$<10^{-6}$	$<10^{-6}$

＊：測定感度未満
透析用水：軟水もしくはRO水
標準透析液：血液透析を行う場合の最低限の水質
超純粋透析液：オンライン補充液を作製する透析液
　　　　　　内部濾過促進型透析
注入用透析液：透析液由来オンライン調整透析液
ET：エンドトキシン

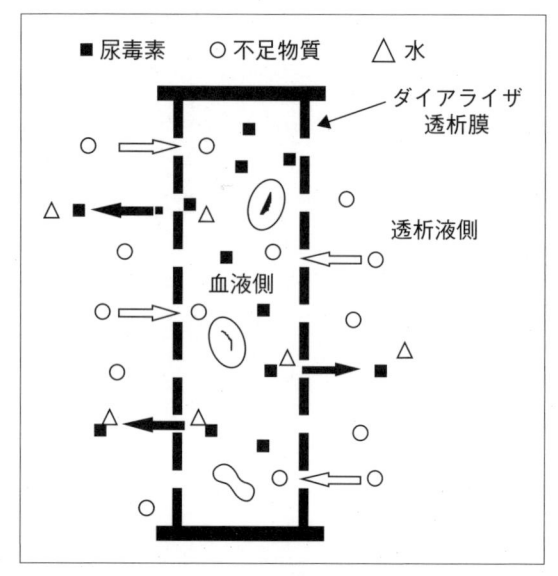

図2 濃度勾配原理

表2 一般的な透析液組成

透析液の形状 (A剤－B剤)	Na (mEq/l)	K (mEq/l)	Ca (mEq/l)	Mg (mEq/l)	Cl (mEq/l)	HCO3$^-$ (mEq/l)	Acet. (mEq/l)	Glu (mg/dl)
液体－液体 液体－粉末 粉末－粉末	135～ 143	2.0～ 2.5	2.5～ 3.0	1.0～ 1.5	106.5 ～ 114.5	25～35	0～10.2	100～ 200

います。施設により使用するタイプが異なります。現在多くの施設で使用されている透析液には，微量ではありますが，酢酸ナトリウムが含まれています。最近になり，酢酸を全く含んでいない酢酸フリー透析液が市販されるようになり，より生理的な透析液が利用できるようになりました。

　透析液供給装置や個人用患者監視装置で濃度調整された透析液は，患者さんに使用する前に，必ず浸透圧計で透析液濃度が各施設での目標濃度に適合しているか確認します。私たちの施設では，透析液浸透圧を透析液供給装置と末端の患者監視装置で毎回確認し，280 mOsm になるように調整していま

す。透析液の組成は，週に1度は血液ガス測定器で確認し濃度補正を行っています。血液ガス測定器には，透析液測定モードが内蔵されている機種もあり，より正確な濃度測定が可能になりました。目標とする透析液のNa濃度，HCO_3^-濃度，浸透圧などは，各施設によって若干の違いがあるようです。自分の施設で使用している透析液組成とエンドトキシン濃度などの透析液清浄度を確認しておくことも大切です。

参考文献
1) 秋葉隆：透析液水質基準と血液浄化器性能評価基準2008　透析会誌　41（3）159-167，2008

1. 透析室のシステムと患者看護

1-2　患者監視装置の仕組み

ここでは，患者監視装置（コンソール）の仕組みと働きを説明します。日々使用する装置ですので，その基本システムを理解しなければなりません。

◇患者監視装置とは

患者監視装置とは，透析液が供給され，取り付けられたダイアライザと透析回路に血液が流れ，透析・濾過そして除水が行われる機器です。まさに，透析室で活躍する中心的な機器です。

患者監視装置には，いろいろな器械メーカーのものがありますが，大きく分けて多人数用と個人用に分かれます。多人数用は，同じ組成の透析液が1度に機械室から供給されています。個人用は患者監視装置の前に透析液がセットされ，これが希釈されて使用されます。したがって，透析液の組成を患者さんごとに変更できます。また，透析液供給装置が既に停止している夜間などに緊急で透析が必要な場合に役に立ちます。

◇患者監視装置の仕事

患者監視装置が行っている仕事内容は次のようなものです。

①血流量調節，②抗凝固薬注入調節，③血液透析・血液濾過・限外濾過モードの選択，④除水調節，⑤透析液加温調節，⑥透析液濃度・流量調節，⑦回路内圧監視，⑧回路内空気混入監視，⑨漏血監視装置です。それぞれを調節・監視（モニター）する部分が必ず患者監視装置にあります。⑥の透析液濃度・流量調節は事前に臨床工学技士が設定していますので，看護師や医師が患者監視装置の調節として行うのは①から⑤までです。⑦から⑨に異常が

生じた場合には警報がなり，異常の原因を解除して透析治療を続行する必要があります。

◇血液透析，限外濾過，血液濾過とは

　ここで，血液透析，血液濾過，限外濾過の違いについて説明します。血液透析は，ダイアライザ透析膜の半透膜性を利用しています。中空糸となっている透析膜は半透膜の性質を有しています。中空糸内腔を血液が，その外側を透析液が通ります。濃度の高い物質は半透膜を介して濃度の高い側から低い側へ移動します。尿毒素，カリウム，リンなどの不要物質を透析液側へ除去できることになります。効率を上げるために血液と透析液は逆方向に流します。

　血液濾過あるいは限外濾過では，ダイアライザ内部の血液圧（陽圧）や透析液側の陰圧を利用して，血液の血漿成分を除去します。血液濾過や限外濾過の場合は，透析液はほとんど流れていません。血液濾過では，ダイアライザの前あるいは後で，除去した血漿成分の代わりに置換液を補充します。除去された血漿量と補充する置換液量との差が除水量になります。限外濾過では，血漿成分を除去するのみで置換液の補充はありません。また，透析液を流しながら血液濾過を行うと血液透析と濾過が同時に行われます。これを血液透析濾過と言います。

◇患者監視装置のモニターの種類と意味

　透析患者さんの血液浄化治療中には，どのようなモードでも，共通して監

表3　患者監視装置のモード

血液透析（HD）	小分子の除去に優れる　最も基本的な血液浄化治療
血液濾過（HF）	中分子，大分子の除去に優れる。血圧低下が起こりにくい
血液透析濾過（HDF）	HDとHF療法の組あわせ治療
限外濾過（ECUM）	尿毒素の除去はできない。水分のみの除去に使用。血圧低下が起こりにくい

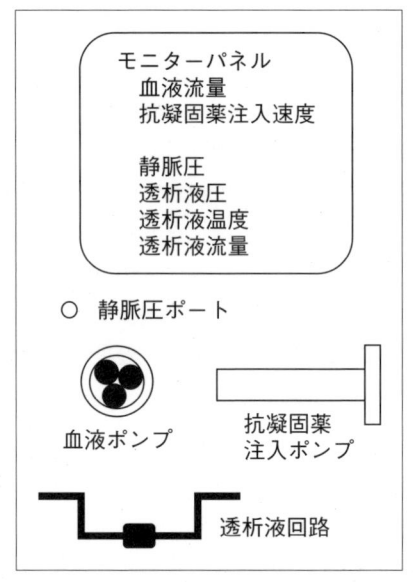

```
┌─────────────────────────┐
│  ╭─────────────────╮    │
│  │ モニターパネル    │    │
│  │  血液流量        │    │
│  │  抗凝固薬注入速度 │    │
│  │                 │    │
│  │  静脈圧         │    │
│  │  透析液圧       │    │
│  │  透析液温度     │    │
│  │  透析液流量     │    │
│  ╰─────────────────╯    │
│                         │
│   ○ 静脈圧ポート         │
│                         │
│    ◉        ▭──┐        │
│   血液ポンプ  抗凝固薬   │
│             注入ポンプ   │
│                         │
│    ⌐──■──┐ 透析液回路    │
└─────────────────────────┘
```

図3 患者監視装置の簡略図

視する必要があるモニターがあります（図3）。

　まず，患者さんから血液が回路内に流れ出ます。したがって，血液流量を確認する必要があります。回路内の血液が凝固しないように，抗凝固薬を使用しますので，抗凝固薬の注入速度もモニターします。透析回路内の圧をモニターします。多くの場合，ダイアライザの後に血液を少しためる静脈チャンバーと言われる部位があり，ここで回路内の圧を測定します。この圧は静脈圧とも呼ばれ，おもに患者さんの体内にかかる圧を反映しています。静脈圧が高い時は，回路内の凝固あるいは，患者さんの静脈側穿刺部位での閉塞状態を示唆します。透析液圧は，ダイアライザにかかる透析液の圧を主に反映しています。静脈圧より陰圧になることで除水が可能となります。透析液の温度もモニターしています。通常は体温よりやや低めにセットします。低めにセットした方が，血圧が下がりにくいと言われています。透析液流量もモニターできます。平時は 500 ml/min 前後にセットされています。災害時など，透析液供給が十分行えない有事に低下させることがあります。

表4 患者監視装置の基本的モニターの種類

血液流量	回路内にながれる血流速度
抗凝固薬注入速度	注入凝固薬の速度
静脈圧	回路内の静脈側にかかる圧
透析液圧	ダイアライザにかかる圧
透析液温度	加温された透析液の温度
透析液流量	透析液の流量速度
気泡監視	回路内の空気混入
漏血監視	回路内での溶血

　透析中の事故として防がなければならないことが幾つかあります。回路内への空気混入とダイアライザでの溶血です。回路内への空気混入は患者さんの体内への空気混入に結びつくので，気泡監視装置（エアーディテクター）で監視します。気泡を感知すると，血液ポンプは停止する仕組みになっています。ダイアライザ内には圧がかかりますので，あまり強い圧がかかり過ぎると溶血を起こします。漏血監視装置はこれを感知するためについています。

◇除水システム

　血液浄化治療では，尿毒素などの不要物質を除去するとともに，体内に蓄積した余分な水分を除去する必要があります。いわゆる除水を行います。
　血液透析（HD）では，ダイアライザ内で回路内に生じる血液側の陽圧と透析液側の陰圧（機器で陰圧をかけている）の較差で除水を行います。その圧較差を調節し除水速度を一定に行える除水コントローラーが患者監視装置に付いています。一方，血液濾過（HF）の場合は，回路内の血液側の陽圧を利用しダイアライアザあるいは血液濾過器で水分を大量に濾過し，置換液である程度水分を補充しますが，その水分量の差で除水量を決定します。
　限外濾過（ECUM）の場合は，血液濾過と同様に回路内の血液側の陽圧を利用しダイアライアザでゆっくりと水分を濾過しますが，水分の補充はしません。
　除水により血圧低下が起こりますが，血液透析（HD）より，血液濾過（HF）や限外濾過（ECUM）の方が同じ除水速度でも血圧低下が少ない傾

向があります。

◇透析監視装置のメンテナンス

　患者監視装置は，透析治療を開始する前にスタンバイ状態にしなければなりません。これは，主に臨床工学技士の人達の仕事ですが，基本的な内容は透析スタッフ全員が理解しておく必要があります。

　患者監視装置は起動すると自己診断を開始します。透析液の供給が開始されると，透析液濃度の確認，内部回路の水漏れ，電磁弁の作動状況など，幾つかのポイントのチェックを透析開始前にします。異常があった場合は，アラームがなります。臨床工学技士に確認してもらう必要があります。この準備段階が終了すると透析治療を開始できます。

　透析治療が終了すると水洗と消毒の過程に入ります。次の透析治療までに，この過程を終了しておくことが必要です。

1. 透析室のシステムと患者看護

1-3 透析回路の組み立て

　透析回路の組み立ては日常業務の基本です。一寸した知識と気遣いが透析回路に関するトラブルを防ぎます。

◇透析回路の仕組み

　透析回路は，患者さんのバスキュラーアクセス（内シャント，人工血管，カテーテルなど）から血液を体外に取り出し，抗凝固薬を注入した後ダイアライザに導き，透析と除水を行い，清浄化した血液を患者さんのバスキュラーアクセスを介して体内に戻す回路となっています。言葉で記載すると意味がわかりにくいと思いますが，簡単に言えば，I．脱血，II．抗凝固薬注入，III．ダイアライザ内での透析と除水，IV．返血という工程になります。これらを円滑に行うために，透析回路は図のような仕組みになっています。

　脱血には①バスキュラーアクセスへの穿刺が基本的には必要です。そして，②血液ポンプで一定の速度で血液を脱血します。その後，③回路内の血液凝固を防ぐ目的で抗凝固薬を注入します。これには持続注入ポンプが必要です。④血液の凝固塊をトラップする，あるいは回路内圧を測定する目的で動脈側チャンバーがあります。⑤その後1度，空気混入がないか気泡監視装置で確認します。⑥そして，ダイアライザで透析と除水を行います。⑦ダイアライザを出た血液は静脈側チャンバーに入ります。ここでは，必ず血液回路内の圧をモニターします。患者さんに血液が返る前に異常な圧力がかかっていないかチェックします。⑧その後に再び気泡監視装置で回路内への空気混入がないか確認して，⑨患者さんへ血液が返血されます。⑤がない回路もあります。

12　透析室のシステムと患者看護

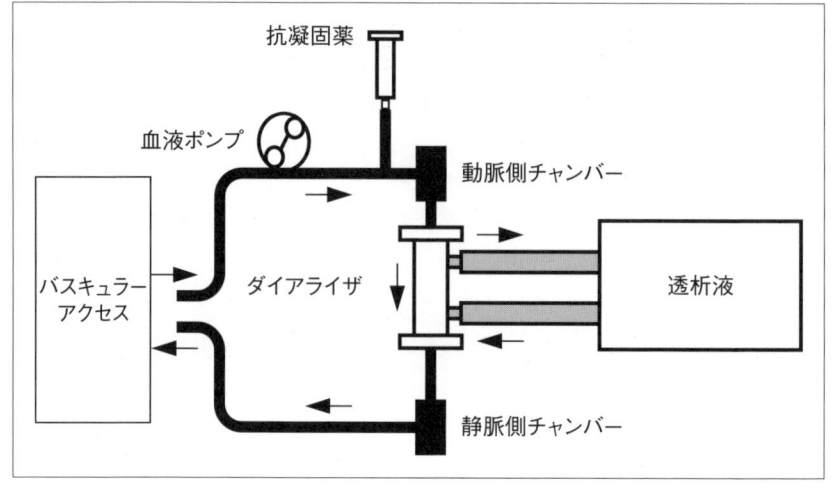

図4　透析回路図

◇透析回路の組み立て

　透析回路を組み立てることは，基本的な透析室の業務です．注意事項の第1は，回路内にエアーをできるだけ除去した閉鎖回路を作成することです．透析回路の包装を開封すると動脈側回路と静脈側回路に分かれています．組み立ての基本は以下の通りです．

表5　透析回路の組み立て

①動脈側回路と静脈側回路を透析監視装置にセットする．
②動脈側回路の内部に生理食塩水を充填する．
③動脈側回路とダイアライザと接続する．
④ダイアライザと静脈側回路を接続する．
⑤ダイアライザおよび静脈側回路にも生理食塩水を充填する．
⑥回路内のエアー除去とダイアライザから出る保護液を洗い流す目的で1*l*以上の生理食塩水を流す．

◇抗凝固薬

　透析回路内を血液が固まらずに流れるためには，透析中に抗凝固薬を回路内に注入する必要があります。通常はヘパリンが使用されます。その他，低分子ヘパリン，メシル酸ナファモスタット，抗トロンビン薬などが使用されます。低分子ヘパリン，メシル酸ナファモスタットは，出血傾向がある症例，あるいは手術後症例で使用されます。ヘパリンより出血傾向が少ない薬剤です。しかし，値段も高くなります。ヘパリン，低分子ヘパリン，メシル酸ナファモスタットには後発品が多く，その薬剤名は多種あります。それぞれの特徴を**表6**にまとめました。

　使用方法は，ヘパリン，低分子ヘパリンは，透析開始時にワンショット静注（初回静注）を行い，その後持続静注を行います。使用量は患者さんにより微妙に異なります。医師の指示に従いますが，回路内の凝固状況，止血時間，回路血の凝固時間などを参照して決定します。メシル酸ナファモスタットは，使用開始時に重篤なショック状態を発症させることがあります（フサンショック）。そのために透析開始時のワンショット静注は行いません。

　ヘパリンにも重篤な副作用があります。ヘパリン起因性血小板減少症（HIT）と呼ばれる副作用です。ヘパリン開始後に急速な血小板減少を認めるものです。この場合は，抗トロンビン薬が使用されます。

表6　抗凝固薬種類と特徴

ヘパリン	基本的な抗凝固薬。
低分子ヘパリン	出血傾向がヘパリンより少ない。出血リスクの高い患者で使用。
メシル酸ナファモスタット	半減期が短い。手術前後，出血病変のある患者で使用
抗トロンビン薬	ヘパリン類やメシル酸ナファモスタットが使用不可能な患者で使用。

◇ダイアライザ

　幾つかの種類がありますが，中空糸型と積層型と言われるものがあります。ほとんどが中空糸型のダイアライザが使用されています。内部に保護液が入っているウエットタイプとこれがないドライタイプがあります。回路を組み立てる時に扱い方が異なります。

　ダイアライザの膜素材と膜面積にも多くの種類があります。膜素材は大別するとセルロース系膜と合成高分子膜とに分かれます。膜素材の選択は主に医師の裁量に任されますが，透析効率，蛋白喪失率，β_2 ミクログロブリン値，残血量，値段なども参考として，選択を変更していくこともあります。選択に関しては，スタッフが医師と相談しても構いません。

　膜面積は 1.6 m^2 を中心として，患者さんの体の大きさや透析効率に合わせて選択されます。0.6〜2.1 m^2 程度までの大きさがあります。

　体の小さい人では小さい膜面積のダイアライザが使用されます。また，透析開始時には，不均衡症候群を防ぐ目的で小さな膜面積のダイアライザから使用し，徐々に大きなものに変更していきます。

1. 透析室のシステムと患者看護

1-4 穿刺開始までの準備

A. 透析室の透析開始準備の手順

◇透析室への入室

　透析回路が組みあがり，透析液の準備も整い，ガスパージも終了すると透析の開始となります。いよいよ，待合室から患者さんに透析室に入室してもらいます。透析患者さんは通院患者さんであれば，透析待合室でパジャマなど腕や足など穿刺部位が露出しやすい衣服にあらかじめ着替えてもらいます。入院患者さんであれば，入院着のまま透析室に来室してもらいます。穿刺の際に血液が衣服に付着する場合もあるので，洗濯しやすい衣服に着替えても

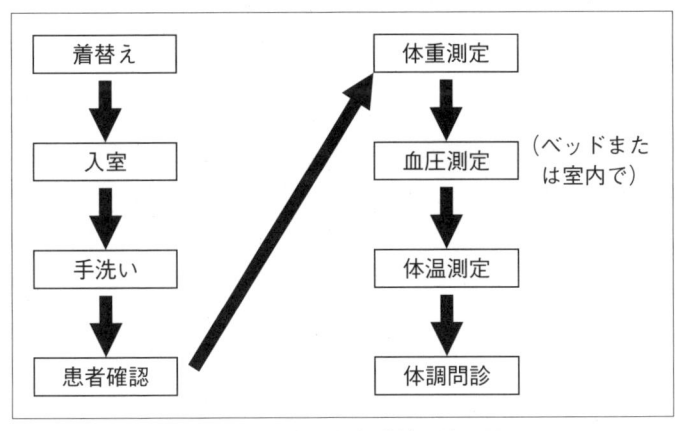

```
着替え                体重測定
  ↓                    ↓
 入室                 血圧測定    （ベッドまた
  ↓                    ↓          は室内で）
 手洗い               体温測定
  ↓                    ↓
患者確認 ──────→    体調問診
```

図5　透析室の患者導線　流れ図

らうことも必要です。

◇透析室入室から透析ベッドへの移動

　患者導線は，患者さん同士，あるいはスタッフができるだけぶつかり合わないように誘導することが必要です。歩行介護が必要な人を先にする，あるいは後にするなどの工夫も必要です。高齢で ADL が低下している患者さんも多くなりました。ベッドに横になるまでに転倒し，怪我をしてしまう患者さんもいます。病院側の責任を問われますので転倒防止には留意しなければなりません。

　透析室に入室をする前，あるいは入室後に穿刺部位を流水洗浄してもらうことが理想です。特に夏場など汗をかきやすい時などは，流水で汗を流してもらっておくとよいと思います。手洗い後，体重測定を行います。患者さんの氏名を点呼し，人間違がないようにします。この際，体重計と患者監視装置が連動している施設では，自動的にその日の徐水量の計算ができます。このような連動がない施設では，患者個人の透析記録用紙に透析前体重を記録し，ドライウエイトからの増加体重を除水量と計算します。除水量計算には，ドライウイトからの増加体重分のみでなく，食事をする患者さんであれば食事量（通常 500 ml 前後）を，点滴がある患者さんであれば透析時間内の点滴量も除水量に加えます。

◇必要なチェック項目

　除水量計算の後は，患者さんの体調問診を行います。ドライウエイトより体重が低下している患者さんは，食事摂取が十分できていない，下痢をしているなど，具合が悪いことが予測されますので，詳しく問診します。除水量はドライウエイトの5％以下であることが理想と言われています。

　さらにスケールベッドを利用している施設では，もう1度スケールベッドで体重を測定します。また，寝たきり状態の患者さんであれば，スケールベッドで透析前体重を測定します。車椅子利用患者であれば，車椅子を含めた体重測定から車椅子の重量を差し引き，透析前体重を求めます。

　次に，血圧測定と体温測定を行います。透析前の血圧がどの程度であれば

理想であるのか，実はまだ十分なエビデンスがある訳ではありません。一般の健常人であれば，140/90 mmHg 以下の血圧が正常とされますが，透析患者さんであれば，透析開始時の血圧は 150-160/90-100 mmHg 程度でもよいのではないかと思います。透析開始後には，多くの患者さんが，血圧は低下してきます。血圧測定は，座位と臥位では結果が異なります。同じ姿勢での血圧値を透析開始時の血圧として記録していくことが望ましいと思います。いつもより極端に血圧が高いあるいは低い時は，患者さんの体調問診を詳しく行います。体温測定も必要です。発熱などの異常がある場合は，風邪症状などの問診を行います。透析室は，一部屋に大勢の患者さんやスタッフがいます。インフルエンザなど飛沫感染をする感染性疾患は広がりやすい場所です。注意をする必要があります。

◇スタッフの準備
　一人の患者さんに一人のスタッフが対応する形で体調問診，血圧測定，体温測定などを行いますが，この段階から，スタッフも手洗いを済ませておき，手袋着用をしておきます。原則一人の患者さんに対応するごとに手袋は取り替えます。

◇ドクターへ声をかけるタイミング
1. 極端に多い体重増加，逆に極端に少ない体重増加，ドライウエイト以下の透析前体重を認めた時。
2. 発熱，下痢，腹痛，出血症状（女性では生理），怪我などの異常がある時。
3. 極端に高い透析前血圧，極端に低い透析前血圧を認めた時。

1. 透析室のシステムと患者看護

1-5 穿刺から透析開始までの手順

A. 穿刺の準備

　穿刺をスムースに行うためには，なにより準備が大切です。次のような物品を揃えます。また，各物品の消毒と清潔操作にも注意が必要です。穿刺針に直接触れることになる血管鉗子は消毒して患者さんごと別に用いるのが理想です。消毒液，固定用テープは患者さんの皮膚体質に合わせて選択します。敏感な肌の患者さんでは，消毒や固定用テープで接触性皮膚炎が出現します。ビニールテープが意外と皮膚の反応が少ないことがあります。

◇必要物品の準備
　穿刺の手順を考えながら必要物品をそろえましょう。

◇穿刺針の選択
　穿刺針の種類は数多くあります。患者さんの血管の状態に合わせて選択し

表7　穿刺前に揃える必要物品

☆　消毒セット	☆　駆血帯	☆　プラスチック手袋
☆　滅菌テープ	☆　穿刺針	☆　血管鉗子
☆　消毒液（ポピドンヨード，グルコン酸クロルヘキシジン，エタノールなど）		
☆　固定用テープ（低刺激性サージカルテープ，ビニールテープなど）		
☆　腕枕		

ます．サイズは一般的に 16 G～18 G です．種類も豊富ですが，使いやすいと思われる穿刺針を各施設で用意します．

◇穿刺部位の決定◇
　バスキュラーアクセスのスリル・シャント音・拍動・怒張の程度など十分観察し，穿刺部位を決定します．血管走行や脱血側（動脈側）は十分に血流が得られる部位，返血側（静脈側）は血流がスムーズに心臓に帰っていく部位を選択します．内シャントでは，シャント部に近い部分が脱血側の穿刺部位となります．1 本の同じ血管に穿刺する場合は，脱血側と返血側の穿刺部位はできれば 5 cm 以上あけるようにしましょう．穿刺部位が近い場合は血液再循環に注意します．

B. 患者監視装置の準備

◇透析条件の設定確認
　多くの施設が中央監視装置を使用しており，透析前体重の測定を終えた患者さんのデータが患者監視装置に転送されます．ドライウエトとの差から，その日の除水量と除水速度が決定され表示されます．実測した体重とドライウエイトとの差以外に，食事量，輸液量や回路分量の除水量が加算された値が除水量になります．この時点では，患者監視装置は〔患者接続モード〕になっています．
　穿刺前には血圧測定などバイタルサインのチェックも行います．

C. 穿刺部位の消毒

　消毒液を含ませた綿球あるいは綿棒で穿刺部位を中心に外側に円を描くように消毒します．1 度消毒した部位には触らないように注意しましょう．ポピドンヨードの場合は塗布したら十分に乾燥させます．乾燥させることによって高い消毒効果が得られます．

D. 駆血

穿刺を上手く行うには，駆血帯を適切な位置で巻き適切な強さで駆血して血管を十分に怒張させます。

◇用手駆血法

作製して日の浅いシャントや高齢者のシャントは浮腫があったり，血管壁が薄く弾力性に欠けます。駆血帯を使用すると内出血を起こしやすいため手で駆血すると，穿刺の失敗を防ぐことができます（用手駆血法）。

E. 穿刺

◇穿刺針の持ち方

穿刺針の持ち方は順手持ちと逆手持ちの2種類があります。
中枢側にむけて穿刺する場合は順手持ち，シャント吻合部にむけて穿刺する場合は逆手持ちとなります。

◇穿刺の手順

穿刺部位を汚染しないように注意しながら穿刺針を保持していない手で皮膚を伸展させ，これから穿刺する血管が動かないように固定します。刺入角は通常血管に対し30度程度ですが，血管の深さや太さによって調整します。
血管に針を刺入したら，抜針防止のため穿刺針の外套をできれば2／3程度は挿入しましょう。

◇人工血管の穿刺

人工血管は感染に弱いという意識を常にもって穿刺を行います。血管の位置・深さを確認し，穿刺針を人工血管に対して約45度程度の角度で一気に穿刺します。血管腔に入った感触を確認し，角度を30度くらいに浅くし，人工血管の後壁を刺さないよう徐々に挿入します。

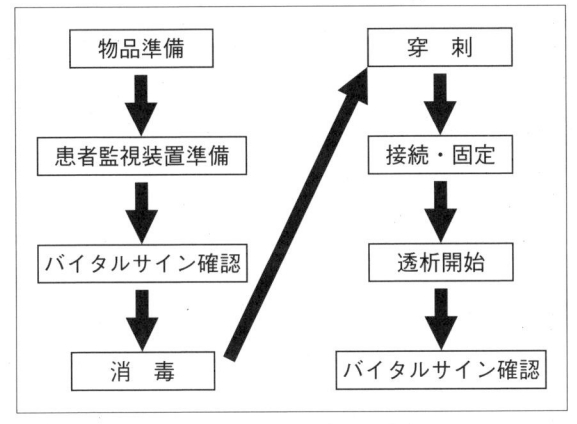

```
物品準備 → 患者監視装置準備 → バイタルサイン確認 → 消毒 → 穿刺 → 接続・固定 → 透析開始 → バイタルサイン確認
```

図6　穿刺前後の手順　流れ図

F．血液回路との接続と固定

　穿刺針および血液回路は抜針事故や回路と針の離断事故が起きないようしっかり固定することが重要です．

◇穿刺部と血液回路の接続

　穿刺が終わったらシャントの動脈側（A）と静脈側（V）をよく確認しながら血液回路と接続します．このとき，穿刺針が抜けないよう，空気がはいらないよう細心の注意を払います．穿刺針と血液回路の接続はルアーロックになっているものを使用し，接続したら外れないようにしっかりとロックをかけましょう．

◇穿刺部位や血液回路の固定

　針と血液回路を接続したら，滅菌テープで固定します．針の挿入部から血液回路との接続部まで覆うように滅菌テープで止めます．血液回路の固定は引っ張られないようループを作るなどし，余裕をもたせて固定します．
　体動の激しい患者さんなど抜針の危険がある場合は，シーネや抑制帯を使

用することもあります．その場合は患者さんや家族に十分説明を行い，了承を得てから行いましょう．

G. 透析開始

　回路の固定を行ったら最初はゆっくりと血液ポンプを回転させます（100 ml/min 程度）．指示された初回量の抗凝固薬の注入を行い，持続注入量を確認して持続注入スイッチをオン状態にします．静脈圧の数値や血液回路のピローのふくらみを見ながら血液流量を設定血流量まで徐々に上げていきます．除水量の設定を確認した後，透析監視装置を〔運転モード〕に入れ，透析を開始します．

◇透析開始後

　透析を開始したら血圧測定などバイタルサインのチェック，一般状態の観察を行います．また，血液回路の接続や固定，穿刺部位に問題はないか，抗凝固剤の注入量の確認，血流はとれているか，〔運転モード〕に入っているかをもう1度確認してからベッドサイドから離れましょう．できればスタッフ同士ダブルでチェックすることが望ましいです．

1. 透析室のシステムと患者看護

1-6　透析中の患者管理と看護

A. 透析中の患者管理のポイント

◇重要なポイント

透析中の患者管理のポイントは，バイタルサイン，バスキュラーアクセス，患者監視装置と血液回路の管理につきます．それぞれの重要ポイントを**表8**にしました．特に患者監視装置の設定に関しては複数のスタッフでダブルチェックをする必要があります．

◇バイタルサインの観察

血液透析中は血液が対外に脱血され，除水と透析が行われます．そのため，血圧変動には十分注意しなければなりません．定期的に血圧と脈拍測定が必要です．多くの患者では，透析後半に血圧低下が出現し，バスキュラーアクセストラブル，胸痛，腹痛，意識障害などが発生し，重症な場合は体内循環量不全に伴う心筋梗塞や脳梗塞も引き起こします．また逆に，透析中に高血圧を呈する患者もいます．血圧変動に伴い，頻脈，徐脈あるいは不整脈が出現する患者もいます．血圧低下時には不整脈に注意を払う必要があります．

透析開始時にいきなり血圧低下が出現した場合は，アレルギー反応を疑います．抗凝固薬のヘパリンあるいはメシル酸ナファモスタットに対するショック反応が出現することがあります．血液透析は抗凝固薬を使用しながらの治療であるため易出血状態です．透析中に脳内出血，消化管出血などが起こると極端な血圧変動が生じます．

表8 透析中の患者管理

バイタルサイン
循環動態：血圧測定，脈拍測定
透析前，透析開始直後，透析中，透析終了直前，透析終了後
体重測定（スケールベッドのある場合）
体温測定：透析開始前，透析開始後
バスキュラーアクセス
穿刺部位：皮下出血，皮下腫脹，疼痛，止血不十分
回路接続：穿刺針と回路の接続不良
患者監視装置
血流量：設定量の確認　脱血不良
除水量：設定量の確認　透析開始時，透析中
抗凝固薬：設定量の確認　回路内凝固
透析液温度：設定量の確認
モード設定：血液透析（HD）モード，限外濾過（ECUM）モードの確認
血液回路
血流異常：ピローの膨らみ異常
凝固異常：回路内血液の黒色，静脈圧上昇
エアー混入：回路内気泡形成
薬剤点滴速度：昇圧薬，抗菌薬などの点滴速度の確認

　血液透析導入時には，初めて経験する体内循環量の減少と溶質浸透圧の低下などから脳内組織圧の急激な変化が原因となり不均衡症候群と呼ばれる症状が出現する場合があります。血圧変動の他に，全身倦怠感・頭痛・嘔気，嘔吐などもみられます。予防のためには，血流量を抑制し（150 ml/min 以下），透析時間も2～3時間と緩やかな透析導入に心がけます。

　糖尿病患者では，透析中に血液中のグルコースが低下するため低血糖が起こりやすくなります。低血糖症状として循環動態が不安定になることもあります。透析後半での血糖チェックは重要です。

　循環動態の管理の基本は，頻回かつ定期的な声かけやバイタルサインのチェックです。

◇バスキュラーアクセスの観察

　内シャント，人工血管，動脈表在化では，穿刺針刺入部からの出血と皮下出血の有無の観察が重要になります。透透析中は穿刺針と回路の接続不良と穿刺針の抜針防止に留意します。穿刺針の固定用テープによる固定を十分に行い，透析開始後も観察が必要です。また，透析終了時の止血が不十分であると，皮下出血が広範囲に及び，次回透析時に穿刺困難となります。止血時に対象患者の適性に合わせた対処が必要です。自己止血が基本で，透析導入当初の患者もしくは介助者にあたる家人らには自己止血の指導を十分行い，止血ポイント，圧迫強度，止血時間を具体的に指導することが重要です。

　留置カテーテルを使用している場合には，透析中，透析後もカテーテル屈曲に注意します。カテーテル閉塞の原因となります。透析中は，苦痛がない体位を工夫する必要があります。また，カテーテル感染の予防のため，挿入部の炎症所見の有無を観察します。カテーテル刺入部がソケイ部である場合には，日常生活で，深く椅子に腰をかけない，和式のトイレは使用しないなどを説明する必要があります。

　透析回路内を体温相当の血液が巡回することにより，穿刺針，ダイアライザー，抗凝固薬との接続部が緩むことがあるので，各接続部が確実に接続されているか再確認が重要です。

◇患者監視装置の観察

　患者さんの状態観察に加えて，透析実施時時に重要なことは，患者監視装置のチェックです。まず，指示通りの血液流量，除水量設定，抗凝固薬速度設定になっていること，透析モードで運転されていることを確認します。また，抗凝固剤注入ラインの閉塞が無いことも確認が必要です。正常運転している場合は，グリーンランプが点灯します。点灯していない場合は，正常な運転ではないと考えます。

◇血液回路の観察

　血流量が十分とれているいかどうかは回路のピローの膨らみを観察します。完全に膨らんでおらず，血液回路の回転に合わせて膨らみに変動が見られる

ときは,十分な血液流量が取れていないことがあります。血液流量が十分に確保できないと(160～220 ml/min 以上)と,透析時間を長くとっても十分な尿毒素排泄,電解質改善や十分な除水ができなくなり,血液透析不足に陥ります。

　回路内血液の色が動脈側および静脈側で異なっていないか観察することも重要です。静脈圧が上昇したり,静脈側回路あるいはチャンバー内の色が黒くなってきた場合は,シャント内再循環,回路内凝固を疑います。

B. 透析中の患者さんの訴え

◇訴えの傾聴と判断

　透析中にはさまざまな訴えがあります。これらを傾聴することも患者さんの病態異常を早期発見するのに役立ちます。表9によく聞かれる訴えと病態を記載します。

　重篤な症状が予測される場合は医師に直ちに連絡します。

表9　透析中の患者さんの訴えと予測される病態

胸痛,腹痛,頭痛:血圧変動,心筋梗塞
動悸,胸部圧迫感:血圧低下,狭心症,低血糖
気分不快,冷や汗:血圧低下,心筋梗塞,低血糖
意識障害:ショック,脳卒中,低血糖
穿刺部疼痛:血液皮下出血,血管痛
スティール症候群(穿刺側手先の血流不足)
関節痛:血圧変動,閉塞性動脈硬化症,透析アミロイド症
搔痒感:透析不足

1. 透析室のシステムと患者看護

1-7　透析終了時の手順

A. 透析終了操作

　透析終了時には次のような一連の管理が必要です。特に，徐水が目標どおり行われたか，血圧などのバイタルサインは安定しているか，細心の注意を払う必要があります。透析終了時は，患者さんが最も具合が悪くなることが多い時間帯でもあります。

◇徐水量の確認

　透析終了の時間になったら，指示された時間であるか，徐水が完了したかどうかを確認します。回収前にも，バイタルサインの確認を行います。

◇注射・採血・血糖測定

　指示された採血や血糖測定・薬剤注入（鉄剤・エリスロポエチン製剤など）があるかを確認し行います。採血・血糖測定は動脈側のポートから採取し，注射薬は静脈側のポートから注入します。注射薬の内容などはダブルチェックし，施行することが望ましいでしょう。

◇返血・回収

　血流量を 100 ml/min 程度に低下させた後，患者監視装置を［準備・回収モード］に切り替えから，血液回路とダイアライザー内の血液を患者さんにもどします。返血操作は透析監視装置のエアー警報装置が機能している状態

で行います．また，空気返血は非常に危険であるため生理食塩水で返血を行います．

返血中は患者さんの状態を常に観察し，返血も患者さんにあった適切な速度で行います．大方，100 ml/min 前後で回収します．担当した患者さんの返血を開始〜終了まで一貫して行い，途中に他の作業など行ってはいけません．

B. 抜針

返血が終了したら抜針します．血液ポンプが停止していること，動脈側・静脈側の回路がクランプされていることを確認し固定のテープを剥がしていきます．テープを剥しているときや消毒時，回路の重さなどで針が抜けやすいため注意が必要です．高齢者の患者さんの肌は弱く，固定テープを剥がす時はゆっくりと剥がします．

消毒後，止血用絆創膏を貼付し，その上からガーゼをあて患者さんに抜針することを告げて針を抜きます．止血がしにくい患者さんでは，スポンゼルを穿刺部にあててから止血用絆創膏を貼付すると止血しやすくなります．

C. 止血

止血は，慎重に行う必要があります．特に患者さん自身で止血ができない場合は，透析スタッフが担当しますが，回収操作，患者管理と平行して行うこともあり，集中力が要求されます．

◇患者さん自身による用手止血

自立している場合は，止血は患者さん自身が自分で行えるように指導します．止血部位は皮膚穿刺部と血管穿刺部位がずれていると，1本の指先だけでは止血が不十分となり内出血を起こすことがあります．このような場合は，幅広く止血範囲をとるために2指の指先をそろえて圧迫するようにします．

針を抜く前は強く圧迫せず，針が完全に抜けたと同時に少し強めに圧迫し

ます。シャント音やスリルが感じられ，出血しない程度の止血が理想です。
　強い圧迫による血液の遮断はシャント閉塞の原因になり，再出血を起こす場合もあります。また圧迫が弱すぎると出血するので注意が必要です。止血しにくい症例では，ゼラチン貼付剤（スポンゼル®）を使用することも一つの手です。特に人工血管ではゼラチン貼付剤を使用する頻度が高くなる傾向があります。止血時間は個人差がありますが，だいたい10分～15分程度です。

◇介助者や止血用具による止血

　患者さんが自分で止血できない場合は介助者が行ったり，止血用具を使用します。本来止血は介助者が行うことが理想で，特にシャント使用初期，血管のもろい患者さんや出血傾向のある方，動脈を穿刺している場合は介助者が止血を行うことが望ましいです。やむなく止血バンド・止血クランプなどの止血用具を使用する場合は必要以上に強く締めすぎないこと，シャント音を確認すること，止血後は速やかにはずすことが大切です。

◇止血後の観察

　止血が終了したら，内出血がないか，出血してこないかを確認し止血用のガーゼの上から絆創膏で固定します。1度止血ができていてもシャント肢に力がかかると再出血する場合があるので注意が必要です。
　最後にシャント音の聴取とスリルを確認します。特に透析中血圧低下が見られた患者さんはシャントのチェックが重要で，帰宅後もシャント音を確認するなど指導します。

D. 透析後の観察

　止血のステップがひと区切りついたら，次のような患者管理がまっています。帰宅，帰室ができる状態か確認をするための管理です。

◇バイタルサイン・一般状態の観察

　患者さんの血圧・脈・体温を測定し，シャント音を確認します。それに合わせ一般状態を観察します。患者さんに声をかけ，何も異常がないことを確認したら，ゆっくりと起き上がってもらいます。座位や端在位，立位になるとき急激な血圧低下の可能性があるため注意が必要です。

◇体重測定

　立位になってふらつきや気分不快が無いことを確認したら体重測定を行いドライウエイトになっているかを確認します。透析後の体重測定は，透析前に測定した同じ衣服などの条件で行います。

◇帰宅・帰室へ向けて◇

　患者さんの歩行状態などをみて，帰宅可能であるかどうか判断します。平時より具合が悪そうであれば安定するまで，透析室内で待機してもらいます。あるいは家人に向かえに来てもらいます。入院中の患者さんであれば，帰室時に透析中の状態を伝言します。透析中に体調が悪かった場合，透析導入時の場合などは，帰室後に具合が悪くなることもあり，注意が必要です。

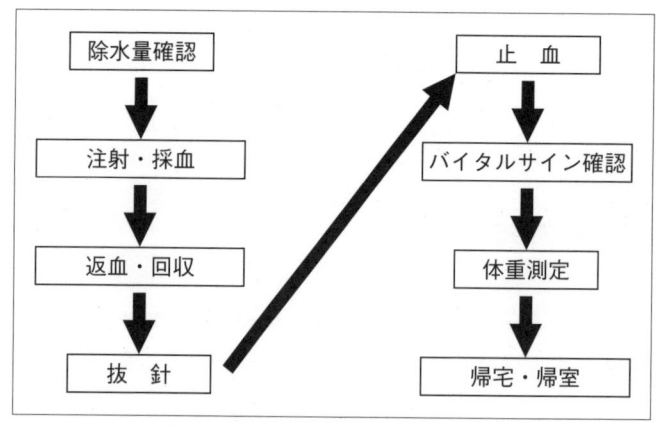

図7　透析終了時の手順　流れ図

1. 透析室のシステムと患者看護

1-8 透析終了後の管理

A. 透析終了後の症状と対策

　透析終了後にもさまざまな管理目標があります。帰宅・帰室後にも透析治療に関連する臨床症状が出現します。患者さんの管理では，次回の透析治療にも影響する重要なポイントです。

◇血圧管理
　透析終了後には，除水あるいは返血の影響で，血圧が変動しやすくなっています。必ず血圧測定を実施し開始時の血圧などと比較します。急激な血圧の下降や上昇を認める場合には，しばらくベッドで横になり回復したことを確認してから，セミファーラー位，座位，ベッドの脇に下肢を垂らすなど徐々に体位を起こし，ベッド脇に立位になってもふらつきなどが見られないことを確認してから，帰宅してもらいます。
　最近は，糖尿病性腎症による透析患者の増加に伴い，起立性低血圧症状をきたす患者が増加していますので十分な注意と援助が必要です。回復には，1時間程度を有する患者もみられるため，透析ベッドとは別に，症状が回復する間，休息できるベッドの準備が必要な場合もあります。
　血圧が不安定な患者あるいは降圧薬を内服している患者では，帰宅後，非透析日の家庭血圧の測定も行い，記載したノートを持参してもらうように指導します。

◇転倒防止

　昨今の透析患者の高齢化や糖尿病性腎症による透析患者の増加に伴い，ADL の低下した患者さんが増加しています．入室時に伴い退室時にも，ベッドからの転落や移動時の転倒に注意をはらい援助することが重要です．

　ベッド周囲には，不要な物を置かないことや，患者さんが着用する履物も軽量で着脱が容易でありつま先踵が覆われるものを準備していただく必要があります．

B. 帰宅時と帰宅後の注意

◇帰宅支援

　高齢な方や著しく ADL の低下が見られる患者さんは，家族やヘルパー利用による送迎が余儀なくされます．送迎を担当する人と連絡を密に取り，時間の設定や福祉サービスの内容を把握しておく必要があります．

　また，まだサービスなどを受けていない患者さんに，これらのサービスが必要だと判断される場合には，福祉サービスの情報提供と手続きへの介入が必要になります．

◇入浴指導

　透析日はバスキュラーアクセスの穿刺などがあり，浴槽内への入浴は避けるように指導することが一般的です．必要であればシャワー浴を勧めます．

◇バスキュラーアクセス管理

　帰宅後のバスキュラーアクセスのスリルや拍動が低下した場合は，すぐに病院へ連絡するように指導します．早めの対応がバスキュラーアクセスの閉塞を予防することになります．

　止血した部位の固定用テープや止血ベルトをいつ外すか，この点は患者さんが必要とする止血時間により異なります．再出血がみられない時間帯を患者さん自身に見つけてもらう必要があります．通常は数時間程度経てから固定用テープや止血ベルトをはずします．

◇**緊急時の連絡**
　体外循環によって実施される血液透析には，予想できない事態が発生する場合があります．家人や福祉サービス利用所への緊急連絡が必要になる場合があるため，緊急連絡を取る方と連絡方法を確認しておく必要があります．
　また，緊急災害時には，透析を受ける施設の変更や日時の変更を余儀なくされることがあることを説明し，患者自身と連絡が取れるように，日々連絡先の確認を行うことは重要です．

2. 透析患者自身での管理と看護支援

2-1　バスキュラーアクセスの管理

A. バスキュラーアクセスとは

◇バスキュラーアクセスの定義

　透析患者さん，特に血液透析患者さんの透析治療にはバスキュラーアクセスは必須のものです。バスキュラーアクセスはシャントとも呼ばれますが，日本透析医学会のガイドラインでも，いろいろなタイプがあるので最近ではバスキュラーアクセスと呼んでいます。国際的にもバスキュラーアクセスが一般的な呼び方です。

　バスキュラーアクセスとは，血液透析治療において，患者さんの体内から血液を脱血し，血液の清浄化および除水を行った後，その処理血液を返血するためのルートです。次に挙げるように幾つかのタイプがあります。

◇バスキュラーアクセスのタイプ

　バスキュラーアクセスの種類を**表10**にまとめました。患者さんの血管の状態，心機能などにより選択が決まります。

　内シャントと呼ばれるタイプが最も基本的なものです。通常は，利き手と反対側の腕に作成します。前腕の手首に近い橈骨動脈と橈骨静脈の間に短絡路（シャント＝動静脈の吻合）を作成し，シャントより中枢側の静脈に直接動脈血が大量に流れるようにします。狭義にはこのタイプを内シャントと呼びます。これにより，静脈が発達し，200 ml/分 近い血液を脱血することが可能になります。以前は，手首に近い橈骨動脈と橈骨静脈の間を体外で人工

表10　バスキュラーアクセスの種類

外シャント	体外に動脈と静脈の間で人工血管を移植
内シャント	
動静脈ろう	皮下の動脈と静脈の間で短絡路を作成
人工血管	皮下の動脈と静脈の間に人工血管を移植
バスキュラーカテーテル	
短期型バスキュラーカテーテル	ダブルルーメンカテーテルの静脈への挿入
長期型バスキュラーカテーテル	ダブルルーメンカテーテルの静脈への挿入　皮下固定型
動脈表在化	深部動脈の皮下への持ち上げ術施行

的チューブをつなぎ，これをシャントとして用いました。外シャントと呼ばれますが今はまず使用されません。

　血管が細く，内シャントが作成できない場合は，皮下の動脈と静脈の間に人工血管を移植します。人工血管を移植した場合は，シャント量（動脈から毛細血管を経ず直接静脈へ返る血液量）が多く，心臓に負担がかかるため，心機能の低下している人には不向きです。

　シャントを作成している余裕がなく緊急に透析を開始する場合，血管の発達が悪くシャントを作成できない場合は，バスキュラーカテーテルを利用することになります。通常は内頸静脈か鼠径静脈に留置します。鎖骨下静脈を利用することもありますが，安全性を重視して前者が利用されることが一般的です。短期留置型のものは，シャント作成後，穿刺可能となる2〜3週の間利用します。長期留置型は，シャントが恒久的に作成できない患者，心機能が低下している患者に利用します。この場合は，鎖骨下静脈に留置することが一般的です。高齢者，糖尿病の患者さんで利用することが多いようです。

　動脈表在化は，主に心機能が低下している患者でやむを得ない場合に選択されます。上腕動脈を筋膜に下から皮下に持ち上げて作成します。動脈を直接穿刺し脱血し，静脈に返血します。

◇バスキュラーアクセスのそれぞれの特徴

　最も標準的に使用されるのが動静脈ろうを利用した内シャントです。これ

表11 バスキュラーアクセスの特徴

内シャント	開存率	穿刺	止血	感染
動静脈ろう	良好	必要	良好	まれ
人工血管	やや不良	必要	やや不良	やや起こしやすい
バスキュラーカテーテル				
短期型	不良	不要	良好	起こしやすい
長期型	やや不良	不要	良好	やや起こしやすい
動脈表在化	やや不良	必要	やや不良	まれ

と比較して他のバスキュラーアクセスの特徴を表11にまとめました。

◇バスキュラーアクセスの使用方法
内シャントの穿刺方法

　穿刺するコツは幾つかありますが，まずは慣れることが重要です。血管の走行を確認して，血管の真上から穿刺します。穿刺針を把持していない手で皮膚の上から血管を固定することも必要です。深く穿刺しすぎた場合は，少し引き抜き，シリンジ内に血液が引けることを確認して，外筒のみを血管内に挿入します。血液が皮下に漏れた場合は，一旦抜針して完全に止血した後，別の部位に穿刺しなおします。難しい場合は，複数のスタッフで穿刺し協力しあいことも重要です。

◇バスキュラーアクセスの合併症

　合併症としては，バスキュラーアクセスごとに次のようなものが挙げられます。バスキラーアクセスの閉塞と感染が最も警戒しなければならない合併症です。

◇バスキュラーアクセスの管理
日常的管理

　内シャントの管理として重要なことは，十分な血流確保できる状態かどうか，確認することが第一に必要です。そのためには，触診してスリルが触れること，聴診にてシャント音が聴取できることを確認します。これらの状態

表12　バスキュラーアクセスの合併症

```
内シャント
    動静脈ろう    シャント閉塞，シャント感染，シャント瘤，穿刺部疼痛
    人工血管      シャント閉塞，シャント感染，血清腫
バスキュラーカテーテル
    短期型        カテーテル閉塞，カテーテル感染
    長期型        カテーテル閉塞，カテーテル感染
動静表在化
    動脈閉塞，穿刺漏れ，皮下血腫，疼痛，止血困難，穿刺部疼痛
```

が悪い時は，シャントが閉塞気味です．穿刺後血流が十分とれない時は，シャント作成部位の閉塞があると考えられます．また，静脈圧が上昇する時は，静脈側の中枢側のどこかに狭窄があると考えられ，これもシャント閉塞の兆候です．

　患者さんのシャント管理の指導としても，非透析日にもシャントのスリルを確認する．あるいは耳に当ててシャント音を確認することを指導します．もし，これらがいつもより弱い時は，可能な限り早期に透析室への連絡し，来院してケアを受けることを教育しておきます．

　次に，穿刺部位に感染症がないことも視診で確認します．発赤，腫脹，発熱，疼痛などはシャント感染の兆候です．これらの所見は，患者さん自身にも確認してもらうよう指導します．バンソウ膏をはがした前回穿刺部位から血液が出てくる時は，止血が単に不十分である場合と，感染所見である場合があり，より慎重な観察が必要です．

　入浴は，穿刺があった透析当日は湯船につかることは避ける方が無難です．シャワー浴程度にとどめておくことがよいと思われます．

◇ドクターへ声をかけるタイミング

1. バスキュラーアクセスの流れが悪い時．
2. バスキュラーアクセスに感染兆候がある時．
3. バスキュラーアクセスの穿刺が難しくなった時．

2. 透析患者自身での管理と看護支援

2-2　ドライウエイトの管理

A．ドライウエイトとは

◇ドライウエイトの定義
　血液透析患者さんは，乏尿，無尿の状態がほとんどであり，透析を受けた後，食事と飲水により体重が増加します。透析により除水をすることで，体重を下げることができます。どこまで，透析終了時に体重を下げることが患者にとって理想的であるのか，この目標体重がドライウエイトです。ドライウエイトの決定は医師の診断によります。

◇ドライウエイトの設定方法
　ドライウエイトの設定条件として，透析終了時に過剰な水分が体内にないことが挙げられます。したがって，次のような指標で決定します。

◇ドライウエイトの変動
　ドライウエイトは透析導入時期，食事量，透析期間，季節，体調，心理的状態，認知症などで変動します。
　透析導入期は，まだ尿量も多く，透析間で体重増加が目立ちません。このような時は，極端な高血圧がなければ，無理に除水をせず，ドライウエイトをきっちりと決定する事は不要です。むしろ，過度の除水により尿量が減少することの方が透析間の体重増加が多くなりデメリットが多いと言われています。透析開始後も尿量を維持することを残腎機能の維持と呼びます。

表 13　ドライウエイトの設定条件

浮腫	患者自身で透析終了後には顔，手足に浮腫を自覚しないこと。
血圧	透析前に高度の高血圧がないこと。
	透析終了時に高度の低血圧がないこと。
	具体的数字として基準はありませんが，透析前で収縮期血圧が 160 mmHg 以下，透析終了時で収縮期血圧が 100 mmHg 以上あることは理想と思われます。
心胸郭比（CTR）	透析前で 50% 以下が望ましい。
	悪くとも 55% 以下であるべき。
その他参考となる検査値	
	心房性ナトリウム利尿ホルモン・脳性ナトリウム利尿ホルモン
	下大静脈径
	これらは，心臓への負担あるいは体内水貯留量の指標として用いられます。具体的は数字の目標については議論があります。医師の裁量により参考値として用いられています。

　食事量によっても当然ドライウエイトは変動します。体調がよく食事量が多いと患者は太ります。また，食欲低下があると体重は減少します。問診と浮腫，血圧，心胸郭比を参考にドライウエイトを調節します。季節的には，冬季にドライウエイトが増加し，夏季にはドライウエイトが低下する傾向があります。

　透析期間が長くなると一般的にドライウエイトが低下してくる傾向があります。患者の高齢化と長期透析による低栄養，異化亢進などがあると考えられています。

　感染症，怪我，入院などにより体調が悪化すると，ドライウエイトは低下します。また，うつ状態や，認知症によっても食事量が低下し，ドライウエイトが低下します。

　以上のようにドライウエイトは決して一定しているものではありません。患者さんの状態を観察し，変更していく必要があります。

◇ドライウエイトの変更方法

　ドライウエイトの変更が必要と思われる時は，透析前の血圧上昇が著しい時と透析終了時の低血圧が著しい時，心胸郭比が大きくなってきた時，あるいは小さくなってきた時です。1度にドライウエイトを大幅に変更することは避けた方がよいと言われています。低下あるいは増加させる場合も1段階として，300gから500gの増減にとどめて行います。数日間の血圧変動を見ながらさらに増減するかどうか決定します。

　長期透析の患者さんになると自分でドライウエイトの上げ下げを希望してくることも多くなります。自身の体調として，体重が増加あるいは低下したことを自覚できるからです。そのような場合は，血圧と心胸郭比，そしてその他のデータから検討してみる必要があります。

◇透析間の体重増加のコントロール

　透析間の体重増加の許容範囲は，ドライウエイトの5%以内であると言われています。これを守るためには，飲水量の具体的指示も必要です。1日800mlなど食事以外の水分量を具体的に説明します。お粥などの食事では随分と体重が増加してしまうことがあります。入院して点滴を受けている患者さんでは輸液量により体重増加が異なります。病室での輸液量にも目を向けます。

◇ドクターへ声をかけるタイミング

1. 透析開始時の血圧が以前より高めである時。
2. 透析終了時も血圧が高いことが多くなった時。
3. 透析中にしばしば低血圧が認められる時。

2. 透析患者自身での管理と看護支援

2-3　食事の管理

A．透析患者の食事管理の基本

◇どうして食事管理が必要なのか．

　私たちは，食事によりエネルギーを摂取し活動しています．そのために食物や水分が必要です．食事により得たエネルギー源や水分は体内で代謝され，尿あるいは糞便の形で，不要な代謝産物，電解質成分などとして体外に排出しています．特に，尿という形で水に溶ける成分を多量に排出しています．血液透析患者さんは，尿量がほとんどないため，これらの成分の排出がうまくいかなくなります．したがって，体内に水分が貯留するだけでなく，代謝産物や電解質が多く貯留することになります．

　これらの代謝産物や電解質を人工腎臓として透析により除去する訳ですが，24時間持続的に働いている腎臓の代役を週3回の血液透析で賄うには少し無理があります．そのために，必要なエネルギーは摂取するとしても，体内に蓄積しやすい成分を食事制限の形で調節する必要があります．

◇必要エネルギー量

　日本腎臓学会の「腎疾患患者の生活指導・食事療法ガイドライン」によると，血液透析患者の必要エネルギー量は，30～35 kcal/kg/dayとなっています．これは，糖尿病患者でも非糖尿病患者でも同じ設定です．透析治療を受けていること自体でエネルギーを消耗するため，透析患者のカロリー摂取量はある程度必要です．計算する際は，標準体重を元に計算します．カロリ

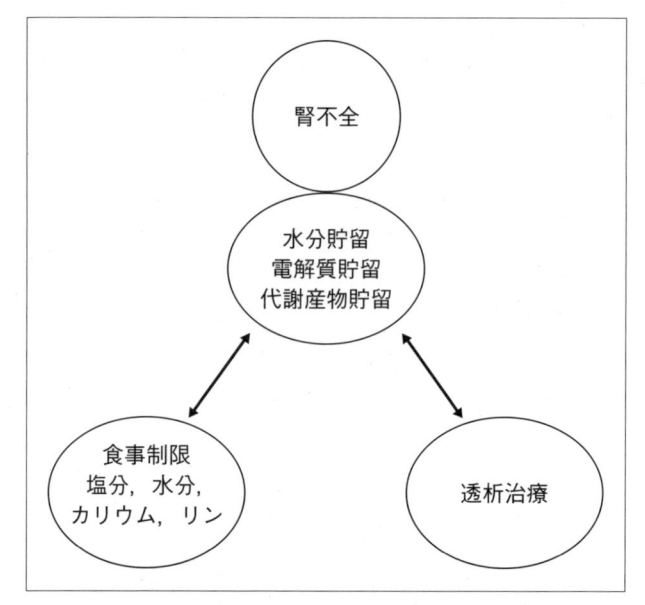

図8 腎不全の病態と食事療法（透析治療の関係）

一不足になると，異化亢進状態となり，体内に貯蔵されている蛋白質が減少し始めます。蛋白貯蔵庫でもある筋肉の萎縮がみられるようになます。このような筋肉が減少する痩せ方は危険であると言えます。逆にカロリー過剰であると，脂肪の増加につながります。透析患者でもメタボリックシンドロームに相当する人がいます。

全体的にみると，透析患者のBMIは低めであり，日本透析医学会の統計データを見ると，BMIの平均値は20台程度です。つまり，痩せ型の人が多いことがわかります。

◇**蛋白摂取量**

蛋白摂取量は，透析導入前は制限が必要ですが，透析導入後は，ある程度しっかりと摂取することが必要です。その目安は，1.0～1.2 g/kg/dayです。計算する際は，理想体重を用います。一般の人よりはやや低めの蛋白摂取量ですが，十分おいしいおかずがいただけます。蛋白の摂取は，リンや尿酸の

表14 維持血液透析患者（週3回透析）

総エネルギー (kcal/kg*/day)	蛋白質 (g/kg*/day)	食塩 (g/kg**/day)	カリウム (g/day)	食事外水分 (ml/kg**/day)	リン (mg/day)	カルシウム (mg/day)
30〜35	1.0〜1.2	0.15 (残腎尿量100 ml につき 0.5 g/day 増量可)	1.5	15 (残腎尿量分の増加可)	700	600

*標準体重　**現体重（dry weight）

(注) 1. エネルギー摂取量は肥満者では減らし、栄養障害者では増やす。
2. 三大栄養素のエネルギー配分比率は糖質55%、脂質25%、蛋白20%に近づける。
3. 糖質は単純糖質を減らし、大部分を複合糖質とする。
4. 脂質は、脂肪酸組成について飽和：一価不飽和：多価不飽和の比を1:1.5:1とする。
5. 食事外水分には、食事時に摂取するスープ、飲料を含む。

(日本腎臓学会編：腎疾患の生活指導・食事療法ガイドライン．東京医学社，1998)

過剰上昇を防ぎます。摂取不足は、筋肉量の低下につながります。また、低アルブミン血症が助長され、感染症、動脈硬化などの原因に結びつくことになります。

◇電解質摂取量

日本腎臓学会のガイドラインに従えば、塩分摂取量は体重60 Kgの人で9 g/day 摂取が可能です。しかし、高血圧のある人では塩分制限が問題です。可能なかぎり1日7〜6 g以下の塩分制限を守ってもらいます。しかし、血圧が低い患者ではこの限りではありません。カリウム制限も重要ですが、1日1,500 mg以下のカリウム摂取と言われますが、具体的に理解してもらうには、食物100 g当りどの程度含まれるかという形で説明するのがよいと思います。リン制限の目安も同じでなかなか具体的な量は難しいものです。1日700 mg以下が目標ですが、カリウム同様に食物100 g当りどの程度含まれるかという形で説明するのがよいと思います。

◇水分摂取量

透析患者の食事外水分量の目安は、15 ml/kg/dayです。これに一日尿量を加えます。計算する際の体重は、標準体重ではなく患者の現体重を用います。たとえば、尿量が全くないドライウエイト60 Kgの患者であれば、900

mℓ/day が摂取可能な水分量です。食事外水分量には，食事の際にとるスープやお茶なども入ります。この他に，食事内に含有される水分が 1,200 mℓ～1,500 mℓ あるので，1日に 2,000 mℓ 以上の水分を摂取することになります。尿量が全くない患者では，水分の喪失部位として呼気，汗，便などがありますが，これらの総和がせいぜい1日に 1,000 mℓ 程度です。したがって，1日1 kg 以上の体重増加がどうしても起こってしまいます。

　ドライウエイトの 5％ 未満が体重増加の目安ですので，60 kg のドライウエイトの人であれば，3 kg 以下に体重増加を抑制する必要があります。過剰な水分摂取を控えなければならない道理です。しかし，飲水制限と食事制限で体重増加を抑制することは，人によっては大変難しいと感じられます。透析患者さんには独特の口渇感があるためです。

◇食事療法の実際

　栄養士の先生がいる施設での栄養指導を受けてもらうことが一番理想的です。なかなかこれが実践できない時は，実際の食事献立が掲載されている本や資料を用意して勉強してもらいます。常に，検査データを説明して，食事療法がうまく言っているかどうか，説明します。特殊な食材として，低リン食品として低リン米，低リン麺などがあることも情報として提供します。患者さん会の情報として透析患者用の補助食品の情報が出回ります。これらの補助食品の有効性は医学的に実証されることは少ないか，十分でないこともあります。慎重に使用してもらい，検査データに異常が出現した場合は中止をしてもらうことも必要です。

◇食事療法の評価法

　重要なポイントは栄養指標と電解質指標です。栄養状態が悪いと低アルブミン傾向になります。3.0 g/dℓ 未満になった場合はかなり危険な低栄養状態と考えてよいと思います。電解質異常は，カリウム高値，リン高値でないことを食事療法の一番の目安とします。薬剤や透析療法の調節が十分行われているのに，カリウムが 6.0 mEq/ℓ，リンが 7.0 mg/dℓ を超える場合は，食事療法の再指導が必要です。

表15　食事療法による介入が必要な指標

アルブミン	<3.0 mg/dl
カリウム	>6.0 mEq/l
リン	>7.0 mg/dl

◇ドクターへ声をかけるタイミング

1. アルブミン<3.0 g/dl
2. カリウム>6.0 mEq/l または<3.0 mEq/l
3. リン>7.0 mg/dl または<3.0 mg/dl

低すぎても高すぎても，何らかの栄養状態の異常が考えられます。

◇医師による食事療法への介入

　低栄養が著しく，本人の食事摂取量が少ないと判断された場合は，透析中に高濃度グルコース，アミノ酸製剤，脂肪製剤の点滴を行うことがあります。これにより栄養状態が改善することもあります。また，腎不全患者用の流動食タイプの補助栄養食品（リナレン®）などの使用を試みることもあります。

3. 透析患者にみられる合併症の管理と看護

3-1　高血圧

◇透析患者さんの高血圧
　一般には，収縮期血圧が 140 mmHg，拡張期血圧が 90 mmHg を超える血圧状態を高血圧といいます。透析患者さんの血圧は日内変動や透析間の変動が激しく，透析開始時のみで高血圧があると簡単には判断はできません。

◇高血圧の出現機序
　透析患者さんは尿量がないために塩分・水分排泄ができず体内に体液貯留が簡単に起こります。細胞外液量や循環血漿量が増加し，その結果，心拍出量が増え血圧が上昇します。このような体液量依存性高血圧が 90% 以上を占めます。したがって，透析中に除水が進んでいくと血圧は低下し，逆にドライウエイトが上げると高血圧は悪化しやすくなります。
　ところが，除水が進むにつれて高血圧が悪化する患者さんも時々ですが認められます。このような患者さんは，透析中に腎臓からレニンという昇圧ホルモンが分泌され，血圧が上昇するのではないかと考えられています。貧血改善のために使用するエリスロポエチン製剤で，急速にヘモグロビン値が上昇した場合も高血圧になりやすいと言われています。

◇血圧コントロールの目標値
　透析患者さんの血圧目標値はどのくらいかという点に関しては，決定的な指標があるわけではありません。多くの患者さんの場合，透析中に血圧が低下しますので，帰宅する際の体調も考慮して，透析終了時に血圧が極端に低下している状態がないことが理想です。したがって，透析開始時には，150

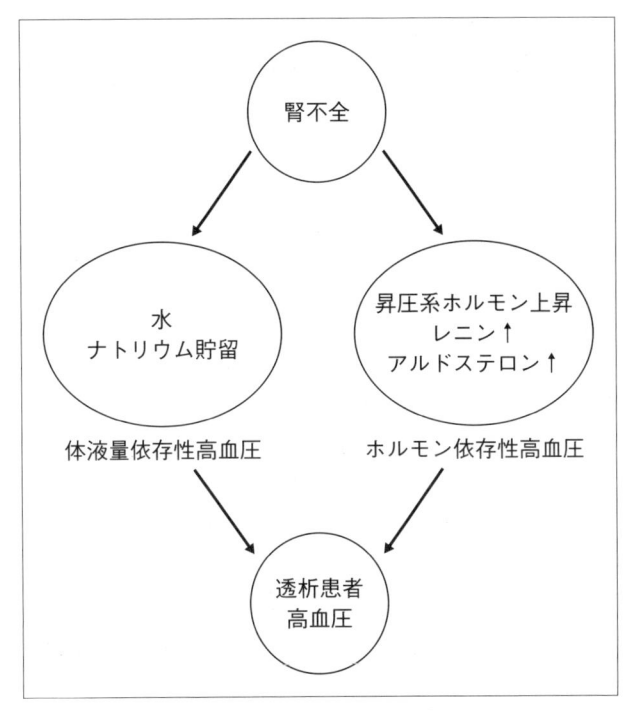

```
        ┌─────────┐
        │  腎不全  │
        └────┬────┘
         ┌───┴───┐
         ↓       ↓
    ┌────────┐  ┌──────────────┐
    │   水   │  │ 昇圧系ホルモン上昇│
    │ナトリウム貯留│  │  レニン↑    │
    │        │  │ アルドステロン↑ │
    └────────┘  └──────────────┘
   体液量依存性高血圧  ホルモン依存性高血圧
         └───┬───┘
             ↓
         ┌───────┐
         │透析患者│
         │ 高血圧 │
         └───────┘
```

図9 高血圧の出現機序

〜160/90〜100 mmHg と少し高めの血圧で，透析終了時には正常血圧である 140/90 mmHg 未満にコントロールされていればよいのではないかと思われます。もちろん，透析開始時から 140/90 mmHg 未満で，透析終了時にもこの範囲で，かつ低血圧症状がない患者さんであれば，これもコントロールとして問題はないと思います。透析中に低血圧症状が出現することがないように調節することが最も肝要です。

◇必要な検査法

　高血圧は血圧計で測定しますが，透析患者さんは開存しているバスキュラーアクセスのない上肢で血圧を測定します。しかし，バスキュラーアクセスの閉塞，動脈硬化などにより上腕にマンシェットを巻いても血圧が測定しに

くいことがあります。また，上腕では測定できず，下肢で血圧測定をしなければならない患者さんもいます。一定の部位で血圧測定を行い，患者さんの血圧変動を判断することが必要です。

　血圧変動が透析中あるいは，非透析時にも激しく起こる患者さんがいます。このような場合は，携行型血圧計（ABPM）を使用して，24時間日内変動を測定し，高血圧の状態を判断する必要があります。非透析日の血圧を家庭にある血圧計で自己測定してもらい，その記録を持参してもらってもよいと思います。週半ばの透析日と非透析日の血圧の変動が透析患者さんの基礎的な血圧変動と考えることが標準です。

　高血圧症に伴い現れる症状は，全身血管の動脈硬化病変，心筋肥大，心不全の進行です。動脈硬化病変は，眼底血管，脳血管，冠動脈，四肢血管などに出現しやすいため，眼科医による眼底検査，頭部CT，心電図や心エコー，四肢の動脈触知などの検査が定期的に実施できることが理想です。最も基本となる検査は，胸部X線による心胸郭比（CTR）の測定です。

◇高血圧に伴う症状

　高血圧に伴う症状としては，頭痛，のぼせ感，めまい，肩こり，動悸，胸痛，背部痛などさまざまな症状の訴えがあります。しかし，高血圧が顕著でも臨床症状が必ずしも出現するとは限りません。血圧が非常に高くとも全く無症状の人もいます。特に血圧が急速に上昇した場合には上記の症状が出現しやすい傾向があります。しかし，慢性的に高血圧が持続している場合は，ほとんど自覚症状がない患者さんが多いようです。返って，透析後に正常血圧になって，ふらふら感，脱力感などを訴える患者さんもいます。

　著しい高血圧が急速に出現した場合，高血圧性脳症が発症することがあります。高度の脳浮腫が生じ，意識低下，けいれん，視力低下などが出現します。高血圧脳症はきわめて危険な状態です。視力低下は眼底にある視神経の神経乳頭に浮腫がみられるため起こります。そのため，急速な視力低下が出現するのです。このような場合は，緊急の降圧治療が必要です。

　高血圧状態が持続すると，心臓が全身血圧に抵抗して血液を全身に送り込むため，心筋肥大が起こります。さらに心筋の収縮力が低下し，やがて高血

圧性心不全に陥ります。こうなると，労作時呼吸困難，起座呼吸などの心不全症状が出現します。また，高血圧が持続した場合は，全身の動脈硬化が進行します。特に，眼底動脈，脳動脈，冠動脈の動脈硬化は早期から出現してきます。透析患者さんに脳梗塞，虚血性心疾患など脳血管系や心血管系の合併症が多い理由となります。また，胸腹部大動脈の動脈硬化が進行すると，解離性大動脈瘤，虚血性腸炎などの症状が現れ，下肢動脈の閉塞性動脈硬化症（ASO），末梢動脈疾患（PAD）が進行すると歩行障害，足壊疽などが出現します。

◇透析スタッフによる高血圧の予防方法

　血圧コントロールが必要な患者さんには，家庭内での血圧測定を勧めるのも良い手です。患者さんが持っている庭血圧計を利用します。透析自己管理の動機付けにもなります。非透析日と透析日の朝・夜など，記録するタイミングを具体的に指導します。透析終了時に正常血圧であっても，昼間透析の場合は透析開始日の朝，夜間透析の場合は当日の昼ごろから血圧が急に上昇している場合があります。つまり，透析開始近くの時間帯は，とくに注意するように指導します。したがって，中二日あく透析日の透析開始前が一番警戒しなければなりません。糖尿病患者さんは，体位による血圧変動が著しく，起立すると低血圧，臥位になると高血圧になる人もいます。また，透析中の血圧低下も簡単に起こる傾向があります。自律神経系の調節がうまくいかないためと言われています。

　日本高血圧学会の治療ガイドラインによる生活習慣の改善は，透析患者さんにもあてはまります。食事，入浴，排便，性行為などは，特に血圧に大きな影響を及ぼします。透析患者さんの場合は無理な運動はできません。軽めの運動にとどめておきます。食事において重要なことは，1日の塩分摂取量を4～6g程度に抑制することです。急激な温度変化も血圧が上がるきっかけになります。トイレ，浴室などへの移動，外出時には温度差が大きくならないように注意します。入浴は，42℃以上の風呂は血圧を急激に上昇させるので，40℃以下のぬるめの風呂湯を用います。血圧の高い場合は下半身浴が勧められます。

降圧薬はしばしば多種類処方されます。また，透析日と非透析日により内服薬の種類が異なることもあります。どのタイミングでどの薬剤を服用するのか，服薬指導も大切な予防ケアの一つです。服薬タイミングをほんの少しずらすだけで，血圧コントロールがよくなったり，悪くなったりする患者さんもいます。短時間作用型の降圧薬は，透析中に低血圧が出現しやすい患者さんの場合は，透析前には内服しないほうが安全です。

◇ドクターへ声をかけるタイミング

1. 透析開始時の血圧が以前より高めである時。
2. 透析終了時も血圧が高いことが多くなった時。
3. 透析中にしばしば低血圧が認められる時。

◇医師による高血圧の治療

　降圧薬を処方します。基本的には長時間作用型の降圧薬をベースとしてまずコントロールを計ります。これだけではコントロールが不十分であれば，血圧の高い時間帯に合わせて，短時間作用型の降圧薬も併用して処方します。多剤併用で治療している患者さんが多くみられます。透析日と非透析日に処方内容が異なることもしばしばあります。カルシウム拮抗薬，アンジオテンシン変換酵素（ACE）阻害薬，アンジオテンシン受容体拮抗薬，α遮断薬，β遮断薬など多種類の薬剤が使用されます。

　降圧薬のみで安定した血圧コントロールができない場合，CTRが大きければドライウエイトを透析ごとに0.2〜0.5 kgずつ減らし血圧の下降を計ります。CTRが大きくない場合は安易にドライウエイトを下げられません。低Na透析液の選択，長時間透析，膜面積の大きなダイアライザの選択，日常の厳格な塩分制限など，ナトリウム貯留の減少，ナトリウム除去の増加を目指した透析を心掛けます。

◇使用する薬剤の特徴と副作用

　降圧薬にも腎排泄型と肝排泄型があります。腎排泄型薬剤（ACE阻害薬や一部のβ遮断薬，中枢抑制薬）は減量します。透析性のない少ない，薬剤

ACE 阻害薬，カルシウム拮抗薬，AⅡ受容体拮抗薬は透析前や透析中に使用しても構いません。透析性の高い薬剤は透析前に使用すると効果が半減します。

　降圧薬の副作用も熟知する必要があります。透析膜と合わない降圧薬の使用は禁忌です。ACE 阻害薬と PAN 膜ダイアライザーは併用すると重篤なアナフィラキシーショックを起こします。ACE 阻害薬，AⅡ受容体拮抗薬は腎性貧血を若干増悪させる作用があると言われています。一部のカルシウム拮抗薬は，リンパ液の増加した乳び腹水を増加させるため CAPD 排液を白濁させます。しかし，これは腹膜炎ではありません。カリウム保持性利尿薬はカリウム増加を透析患者さんでも起こすことがあり使用は控えます。最近，この系統でもカリウム増加効果が少ない薬剤も登場し，あえて使用する医師もいます。

　速効性のニフェジピンカプセル（アダラートカプセル®）は緊急時以外には用いないようにします。反射性交感神経刺激から頻脈となり，心血管事故を起こす危険性が指摘されています。

3. 透析患者にみられる合併症の管理と看護

3-2　低血圧

◇透析患者さんの低血圧
　一般的には収縮期血圧が 80〜100 mmHg 以下であれば低血圧と呼びます。必ずしも低血圧でも臨床症状がない患者もいます。しかし，透析中に低血圧がある患者さんは，ない患者さんと比較すると生命予後が悪いことが証明されています。

◇低血圧の出現機序
　低血圧は透析中あるいは透析終了時に出現する場合と，透析開始時から認められる場合があります。前者の場合は，透析中の除水により血管内が脱水状態となり血圧が低下します。除水量の多い患者さん，糖尿病患者さんなどに多く認められます。透析中に除水が行われると，血管内から水分が除かれます。そのため，血管内は脱水状態になります。血管外に存在する水が，plasma refilling と呼ばれる現象で，血管内に戻るようになります。この plasma refilling が十分に行われれば，急激な血圧低下は防ぐことができます。低アルブミン傾向があると，この plasma refilling は出現しにくいと言われます。
　後者の場合は，長期透析の患者さんによく見られます。加齢，低蛋白血症，動脈硬化，自律神経障害などにより血管の収縮性が低下しているためと思われます。
　その他に降圧薬の効きすぎも原因であることがあります。透析日の降圧薬を減量することで，透析中の低血圧を回避することができる場合もあります。低血圧の原因としてドライウエイトの設定が間違っている場合もあります。

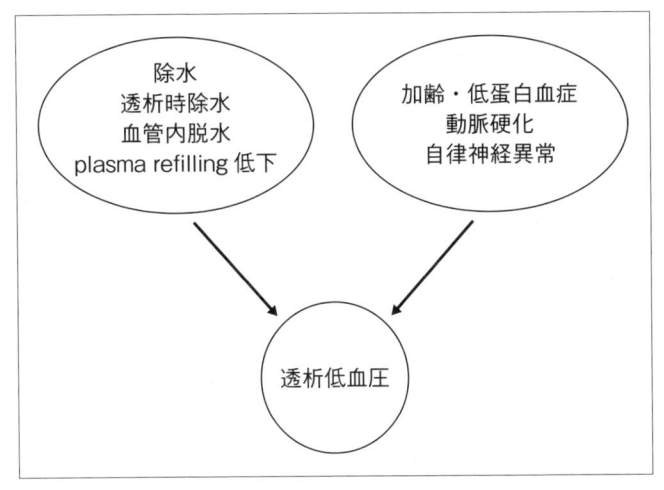

図10 低血圧の出現機序

CTRのチェックも行います．また，心不全や不整脈など，心臓に問題があり，低血圧が出現する患者もいます．低血圧時の心臓の状態を知るために透析中の心電図モニターも必要です．また，心エコーによる心機能チェックも必要です．

◇低血圧の防止目標

低血圧の防止として，透析中の収縮期血圧が100 mmHg以上であるように調節します．透析中には，血圧の定期的モニターを行います．120 mmHg以下などある程度血圧が低下してきたら，早めに対応することが必要です．患者さんにより低血圧症状が出現する限界値は異なります．個々の症例での対応開始血圧値を決定することが必要です．対応が遅れると，臨床的にショック状態にまで至るので，このような極端な低血圧は回避しなければなりません．

◇必要な検査法

低血圧は，血圧計で測定しますが，シャント閉塞などで何度も手術をして

いる患者さんでは，正しく血圧が測定できないために，低血圧と診断されてしまうこともあります。できるだけ，手術を受けていない手足で測定することが必要です。下肢血圧を利用する場合は，上肢血圧との差を知っておく必要があります。上肢血圧より下肢血圧は高いことが一般的です。

◇低血圧に伴う症状

　透析時の低血圧は，透析中に突然生じるため常に注意しなければなりません。前兆があることが多く，腹部不快感，胸部不快感，顔面蒼白，頻脈，眠気，体温上昇，生あくび，視力低下などさまざまです。重篤な低血圧では，冷汗とともに意識喪失，失禁などを呈することもあります。いわゆるショック状態に陥ります。

　非透析時の収縮期血が常時 80〜100 mmHg 以下であるような患者さんでは，透析下開始時にはあまり低血圧症状が出現しません。しかし，透析により除水をすると明らかな低血圧症状が出てくることがあります。

　低血圧の症状は，透析終了後に，透析ベッドから立ち上がった時に出現することも認められます。脱水に加えて，起立性低血圧の要素が加わり低血圧が出現します。急激な低血圧発症では，患者さんが転倒してしまうこともあります。透析ベッドから離脱した後の管理にも注意が必要です。

◇透析スタッフによる低血圧の予防方法

　透析時の低血圧の早期発見は，自動血圧計による連続モニターが有効です。すべての患者さんに自動血圧計を装着することは不可能です。頻回に低血圧を呈する症例，意識レベルの低下している症例などを対象とします。自動血圧計を装着していない場合は，血圧低下症状が出現した時に，随時測定することが肝要です。常時低血圧に対しては，家庭血圧計などによって早期に確認することが容易となりしました。

　透析中に血圧が低下し始めたら，早めに下肢の挙上を行い，除水速度を低下します。食事中に低血圧を呈する場合は，臥位体位で食事を摂取してもらいます。

　連続的ヘマトクリット測定装置がある場合は，これを利用して血液濃縮度

のモニターを行います。急激な血液濃縮（血管内脱水）による低血圧が起こる前に除水を切ることができます。

◇ドクターへ声をかけるタイミング
1. 透析開始時の血圧が以前より低めである時。
2. 透析中にしばしば低血圧が認められ，低血圧症状が出現する時。
3. 透析後も血圧が上昇せず，帰宅することが困難である時。

◇医師による低血圧の治療
　まず，ドライウエイトの再検討をします。食事療法として塩分制限を厳格に守りすぎている場合は，食塩摂取も勧めます。透析日は低血圧を呈しますが，普段は血圧が高く降圧薬を使用中の患者であれば，透析日の降圧薬を減量あるいは中止します。
　昇圧薬で経口薬として使用できるものには，リズミック®，ドプス®などがあります。透析時低血圧に有効性が認められる数少ない薬物です。必ず透析開始前に内服します。ドプス®は，起立性低血圧を伴う患者さんにおける，めまい・ふらつき・立ちくらみ，倦怠感，脱力感などに効果が認められています。また，ドプス®はリズミック®よりも作用時間が長く，透析後の起立性低血圧や活力の低下に対しても有効という特徴があります。
　透析中の血圧低下が著しく除水が不可能であれば，高張浸透圧液（グリセオール®），アルブミン製剤，カテコラミン製剤（ノルアド®）などの点滴も用いられます。透析方法の工夫として，高Na透析，アセテートフリー透析，血液透析濾過などを選択することもあります。

◇使用する薬剤の特徴と副作用
　リズミック®は，動悸，頻脈などの副作用，緑内障，前立腺肥大，排尿障害などのある人には注意が必要です。ドプス®も，緑内障，糖尿病性壊疽など重篤な血管病変には禁忌とされています。
　ノルアド®を使用する場合は，点滴終了後の極端な低血圧や透析中の頻脈，不整脈の出現などに注意が必要です。

3. 透析患者にみられる合併症の管理と看護

3-3 血糖値異常

◇透析患者さんの血糖値異常

　透析患者さんの30％前後は糖尿病を患っています。インスリンが必要な人もあれば，食事療法のみで管理している人もいます。本来は，αグルコシダーゼ阻害薬以外の血糖降下薬は透析患者さんでは使用が勧められていませんが，これを内服している人もいます。このような糖尿病患者さんでは透析日，あるいは透析時に血糖が乱れることがあります。また，糖尿病の管理マーカーとしてHbA1cが信頼されていますが，透析患者さんではこの指標は少し信頼性が欠けるとも言われています。このように透析患者さんの血糖管理には幾つかの特徴があります。

◇血糖値異常の出現機序

　血糖値異常としては，透析時の高血糖と低血糖があります。糖濃度100mg/dlの透析液を使用している場合は，毎回の透析時に糖が血液から透析液の方に移動します。したがって，透析中に低血糖傾向になるのです。糖濃度が少し高めの透析液を使用している施設では，逆に透析中に血糖が上昇することもあります。透析日，透析時に血糖が変動することがあることを認識していることが重要です。

　また，糖尿病患者さんでは，いわゆる長期的糖指標マーカーであるHbA1cの信頼性の問題があります。透析患者さんは多くが貧血状態にあること，赤血球の寿命が短いことが理由となり，非透析患者さんよりHA1cは低めになってしまうと言われます。

表16　透析患者の血糖値異常の特徴

血糖降下薬の副作用としての低血糖
透析中，透析後の低血糖
透析日のインスリン使用量減少
HbA1c，グリコアルブミンの信頼性低下

◇血糖値異常の防止目標

　血糖コントロールの指標は主に各食前，食後の血糖値と，血糖値の長期的指標であるHbA1cにより行います。空腹時血糖の目標は110 mg/d*l*未満と一般の透析患者さんと同じですが，透析開始時の血糖は180 mg/d*l*未満を目標とします。透析開始時にあまり高いとその後の食事でさらに上昇しますが，あまり低すぎても透析開始後に低血糖になりやすく注意が必要です。

　一般の糖尿病患者さんでは，HbA1cは6.5％未満を目標としますが，透析患者さんのHbA1cはどの程度がベストなのか見解は一定のものがありません。しかし，やや低めのHbA1cがよいだろうと言われています。その他の血糖コントロールの指標としては，グリコアルブミン（GA），フルクトサミン，アンヒドログルシトール（1,5-AG）があります。これらの指標にも一長一短があると言われています。最近ではグリコアルブミンが透析患者さんではよい指標と言われますが，低アルブミン血症のある人では低くなってしまいます。

◇必要な検査法

　血糖値とHbA1cなどの長期的血糖指標が基本の検査です。糖尿病患者さんでインスリンを使用している人では，透析開始時あるいは透析終了時に血糖チェックをすることが理想です。特に自己測定をしている人では，食前で測定していることが多いと思いますが，特に，透析終了時は低血糖になりやすいために，血糖をチェックして終了することが勧められます。HbA1cは月に1度の定期検査時に行います。

　その他，糖尿病合併症のチェックも重要です。眼科による眼底検査，緑内障や白内障の検査を定期的に受けます。心電図と心機能検査も定期的に必要

```
        腎不全
        ↙    ↘
   貧血         低アルブミン血症
赤血球寿命短縮
    ↓              ↓
  HbA1c ↓      グリコアルブミン ↓
```

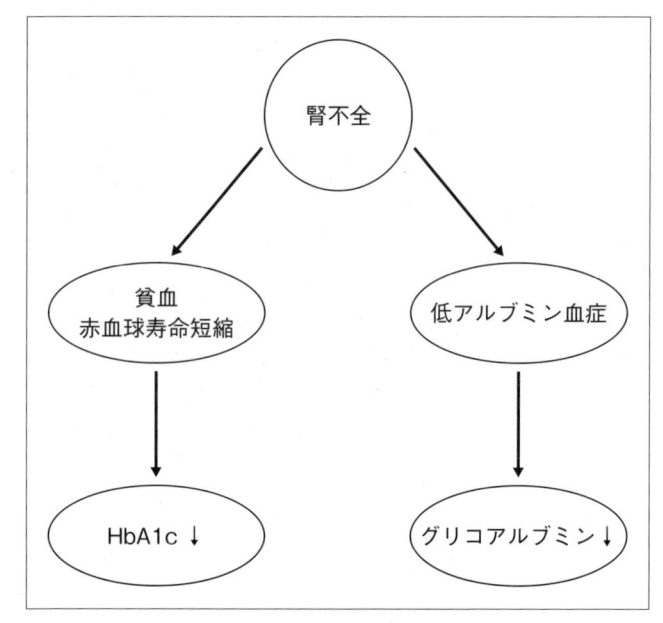

図11 血糖値異常の防止目標

です．透析患者では無痛性の心筋虚血性疾患が起こりやすく，心電図検査で初めて異常に気づくこともままあります．そして，動脈硬化病変の進行にもチェックが必要です．最も簡単なチェックはフットケアです．足先の虚血性病変の出現がないか，注意をしていくことが必要です．

◇血糖値異常の症状

　高血糖状態では口渇，易疲労感などが出現することがあります．しかし，一般的には症状がないことが多いようです．血糖値の著しい上昇があると，糖尿病性ケトアシドーシスや高血糖性高浸透圧性昏睡が起こり，意識障害を引き起こします．低血糖状態では，空腹感，冷汗，動悸などの症状がありますが，自律神経障害の進行した症例ではこれらの低血糖症状が認められない場合もあります．低血糖が著しい場合も意識障害がみられます．食事のパターンが乱れて，食事が全く摂取されない，いつもと違う食事のタイミングで

摂取するなどがあると，特に透析中に低血糖が出現しやすくなります。

◇透析スタッフによる血糖値異常の予防方法

　食事内容，食事量に関して，日頃から調査をしておきます。インスリンを使用している患者さんでは，インスリン使用量の把握と，血糖自己測定（SMBG：self-monitoring of blood glucose）値の把握をスタッフもしておきます。透析日，非透析日の血糖の日内変動を把握したうえで，食事指導，インスリン投与量の変更が必要となります。一般的には，透析日の方が血糖値は低くなるので，透析日のインスリン使用量は減少します。

◇ドクターへ声をかけるタイミング

1. インスリン，血糖降下薬で治療しているが食事ができない時。
2. 低血糖症状がある時，透析中の低血糖が著しい時（70 mg/dl 以下）。
3. 平時には認められない 300 mg/dl 以上の高血糖を認める時。
4. HbA1c が上昇している時。

◇医師による血糖値異常の治療

　高血糖に対しては，インスリンの皮下注を行います。透析中にどの程度の高血糖であればインスリンを追加するべきであるか明確なラインがあるわけではありません。一般的には 300 mg/dl を超えるような血糖値であれば臨時の補正も必要と考えます。ただし，透析中には血糖値が低下する傾向があるので，食事などとのタイミングをみながら追加インスリンの必要性を判断します。

　低血糖があれば，ブトウ糖液の静注を用いて補正します。どの程度から補正すべきか，これも患者さんの病態により異なります。低血糖症状があることが原則ですが，一般的には低血糖症状がなくとも 70 mg/dl 以下であれば補正が必要であると思われます。ただし，すぐに食事を摂取できる状態であり低血糖症状がなければブトウ糖液の静注は控えます。

◇使用する薬剤の特徴と副作用

　スルホニルウレア剤など α グルコシダーゼ阻害薬以外の血糖降下薬を使用していると，非常に長時間遷延する低血糖状態に陥ることがあり注意が必要です。

3. 透析患者にみられる合併症の管理と看護

3-4 電解質異常

◇透析患者さんの電解質異常

　透析患者さんは，さまざまな電解質異常を起こします。最も警戒しなければならないのは，高カリウム血症です。その他にも，ナトリウム，カルシウム，リン，そしてマグネシウムの異常もみられます。また，血液ガス分析でバイカーボネート（重炭酸：HCO_3^-）の濃度も管理上は注意しなければならないデータです。

◇電解質異常の出現機序

　腎不全のため，腎尿細管機能も低下している透析患者さんは，尿からさまざまな電解質成分を捨てることができません。これを透析により補正していますが，食事から摂取する電解質成分の方が多いと，正常値を超える値となります。したがって，一般的には，電解質データは上昇気味になります。また逆に，薬剤の影響，透析液の影響，食事摂取不足などがあると，電解質データが低下してしまうこともあります。

◇電解質異常の防止目標

　次の表17，18に示す範囲が透析患者さんの電解質データの理想範囲です。常にこの範囲にデータが入ることは難しいと思いますが，合併症を防ぐためには，可能なかぎりこの範囲内に収まるように患者さんに，透析療法，食事療法，内服薬管理を遵守してもらうように指導します。

表17　電解質データに影響を与える薬剤と食事内容

高カリウム血症	漢方薬，アルドステロン拮抗薬，アンジオテンシン受容体拮抗薬，ACE阻害薬　野菜・果実の生食
低カリウム血症	利尿薬
高カルシウム血症	炭酸カルシウム製剤，ビタミンD製剤，乳製品
低カルシウム血症	シナカルセト
高リン血症	脂肪製剤，高蛋白食（肉・野菜），乳製品
低リン血症	炭酸カルシウム製剤，塩酸セベラマー，炭酸ランタン

表18　電解質データの目標範囲

ナトリウム	135―145 mEq/l
カリウム	3.5―5.5 mEq/l
カルシウム	8.4―10.0 mg/dl
リン	3.5―6.0 mg/dl
マグネシウム	1.0―4.0 mg/dl
HCO_3^-	20―26 mEq/l

◇必要な検査法

　定期検査で電解質データは管理します。しかし，次のような場合は，電解質データが突然異常値を呈していることがあるので注意が必要です。臨時で検査を施行することも考えます。

　たとえば，下血や吐血などの消化管出血があるとカリウムが急上昇します。また，横紋筋融解症など組織崩壊が広範に発生した場合も高カリウム血症が発生します。

　腫瘍患者さんではこのような高カルシウム血症が突然みられることがあります。悪性腫瘍が骨転移した骨融解が起こった場合，あるいは悪性腫瘍からPTH-rPと言われる副甲状腺ホルモンと類似のホルモンが分泌され場合は，高カルシウム血症が突然出現することがあります。

表19 電解質異常と臨床症状

高カリウム血症	四肢しびれ，四肢脱力，不整脈，心停止
低カリウム血症	四肢脱力，便秘，不整脈
高カルシウム血症	イライラ感，かゆみ，結膜発赤，異所性石灰化，意識障害
低カルシウム血症	口唇しびれ感，テタニー，筋肉の痙攣
高リン血症	イライラ感，かゆみ，異所性石灰化
低リン血症	意識障害

◇電解質データ異常の症状

それぞれの電解質データ異常の症状を**表19**にまとめました。

◇透析スタッフによる電解質異常の予防方法

食事内容，薬物療法により電解質異常が起こりやすいことから，検査データに異常値が出た場合は，食事内容や内服薬の管理が遵守されているかどうか，患者さんに確認します。そこに大きな問題がない場合は，医師と相談する必要があります。透析療法の異常，何らかの合併症により電解質データが異常を起こしている可能性があります。

◇ドクターへ声をかけるタイミング

1. 高カリウム血症　6.0 mEq/*l* 以上。
2. 高カルシウム血症　11.0 mg/d*l* 以上。
3. 高リン血症　8.0 mg/d*l* 以上

◇医師による電解質異常の治療

最も恐れなければならないのは高カリウム血症です。心停止にいたることがあるからです。緊急に透析をすることがまず必要です。透析が直ぐにできない時は，カルチコール®やメイロン®の静注を行います。また，ブドウ糖液にインスリンを入れ点滴するGI療法を行います。軽症である場合は，イオン交換樹脂製剤を処方します。

意識障害を呈している極端な高カルシウム血症がある場合も緊急透析が必

要です。高リン血症に対しては，炭酸カルシウム製剤，イオン交換樹脂製剤，ホスレノール®（炭酸ランタン）などが使用されます。

電解質が低い場合は，それぞれ補充療法を行います。入院中で，食事が止まっており，高カロリー輸液のみとなっていると，低カリウム血症，低リン血症が起こりやすくなります。

◇使用する薬剤の特徴と副作用

GI療法を行う時は，低血糖も起こりやすくなっています。タイトな血糖チェックが必要です。

炭酸カルシウム製剤とビタミンD製剤は高カルシウム血症が，イオン交換樹脂製剤は便秘と腸管穿孔が副作用として有名です。また，副甲状腺ホルモンを低下させる目的で最近使用されるシナカルセト（レグパラ®）は低カルシウム血症を助長します。

3. 透析患者にみられる合併症の管理と看護

3-5　低栄養の管理

◇透析患者さんの低栄養

　透析患者さんは一般の健康体の人と比較すると，痩せ型の人が多く日本透析医学会の統計資料でみても BMI は 20 台です．低栄養は透析導入早期からあらわれるのではなく，透析導入後，長期透析患者さんに多くみられます．加齢，透析合併症，慢性炎症，透析不足なども栄養状態を悪化させる原因になります．

◇低栄養の出現機序

　低栄養の原因としては，透析患者さんの食欲低下が主な原因と言えます．透析患者さんでは食欲を抑制するレプチンという内因子物質が増加しています．透析不足も食欲低下による低栄養を招きます．また，腎不全と透析治療そのものにより異化亢進状態となり，透析時に蛋白，糖，アミノ酸成分などの栄養素除去があることから，十分にカロリーと栄養素を摂取しないと低栄養状態となります．腎移植を受けると大方の患者さんは食欲が亢進し栄養状態も改善します．

　加えて，さまざまな合併症，たとえば，消化器系疾患，悪性疾患，感染症，整形外科的疾患，などが加わると途端に栄養状態が悪化します．最近では，高齢透析患者さんが増加しているため，認知症や ADL の低下による食欲低下も低栄養状態を生む原因となっていると思われます．また，微量元素不足がおこりやすいというのも，透析患者さんの特徴です．鉄，亜鉛，銅などの不足が体調不良を引き起こします．

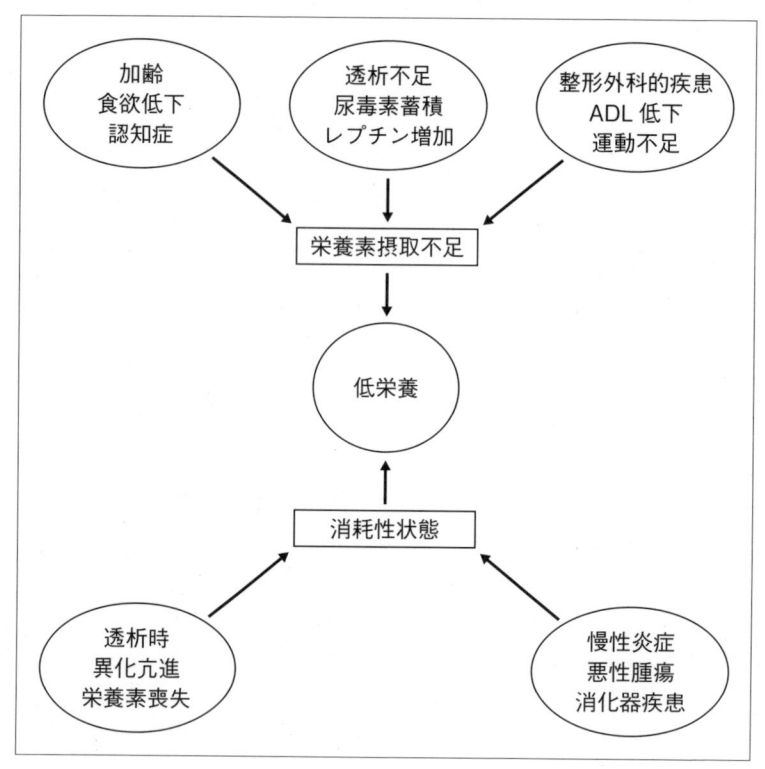

図12 低栄養の防止目標

◇低栄養の防止目標

　低栄養状態を防ぐためには，まず食事管理が重要です。体重低下ややせがあると判断される場合は，日々の食事量を記載してもらい，そこから必要カロリーが摂取できているか確認するとよいと思います。できれば管理栄養士によるチェックを受けていただくとよいと思います。主食やおかずの摂取量が少ないと判断される場合は，甘みのあるお菓子類などでカロリー補給をする。あるいは，流動食タイプの栄養補助食品を使用することも対応策です。
　また，消化器系疾患，整形外科的疾患，悪性疾患，感染症などの合併症で体調を崩していないか，この点もチェックが必要です。最近では，透析患者さんの死因の上位は感染症が占めるようになり，悪性疾患もかなり多くなっ

ています。

◇**必要な検査法**

まずは，栄養指標としては，総蛋白，アルブミンが指標となります。また，コレステロール，中性脂肪などの脂質系の低下も低栄養の指標です。

別な簡単な指標としては，筋肉量の低下をクレアチニンが示しますので，クレアチニンの低下も一つの指標です。透析不足であるかどうかについては，Kt/V が指標として用いられますが，低栄養になるとこの数値も低下します。蛋白質や筋肉の代謝バランスをみる指標としては，nPCR（標準化蛋白異化率），％クレアチニン産生速度などという指標もあります。これらも低栄養の指標となります。

透析患者さんは，微量元素や水溶性ビタミンが不足勝ちになります。微量元素としては亜鉛や銅などが不足しがちに，水溶性ビタミンとしてはビタミンB群不足がちですので必要に応じてチェック項目とします。

最近では，body composition アナライザーと言われる体組成分析装置も汎用されおり，このような機器があると施設では，筋肉量，脂肪量などが測れますので，経時的に患者さんのデータを蓄積していくことも大変やくに立ちます。また，皮下脂肪厚の測定なども簡易的な栄養指標となります。測定部位と測定機器にも専用の基準があります。

表20 簡単な低栄養指標の目安

総蛋白	6.0 g/dl 未満
アルブミン	3.0 g/dl 未満
総コレステロール	120 mg/dl 未満
中性脂肪	50 mg/dl 未満
血清クレアチニン	6 mg/dl 未満
Kt/V	1.0 未満
nPCR	0.9 未満
％クレアチニン産生速度	100％ 未満

◇低栄養の症状

自覚症状として大事なのは食欲低下です。器質的疾患による食欲低下なのか，背景に何もなく食欲低下があるのか判断します。低栄養の状態になると，痩せが目立ちはじめます。ドライウエイトをそのままにしておくと，透析後に十分に水分除去ができていない状態となり浮腫やCTRの増加が出現することがあります。筋肉量が低下しますので，手足の筋力低下の訴えも出てきます。皮膚の艶の張りが悪いという症状もみられます。身体の活動性の低下がみられるようになります。

微量元素の不足では，創傷治癒の障害，味覚・感覚神経障害，貧血などの症状が出てきます。ビタミン B_1 の極端な欠乏は脳機能障害や心機能障害を招きます。認知症の悪化と誤認されることもあります。消化器系の手術を受けている患者さんなどでは起こりやすいことが知られています。

◇透析スタッフによる低栄養の予防方法

まずは，日々の食事が十分とれているか観察します。透析中に食事をとる患者さんであればその食事量が簡単に観察できます。食事を透析中にとらない患者さんであれば，透析間の体重増加が平時より少なくないか検討します。透析間の体重増加が少ないあるいは全くない場合は要注意です。食事が摂れていない，あるいは下痢などの消化器症状があることが懸念されます。

定期検査による低栄養の指標の動きにも注意が必要です。これらの値が低下してきている時には食事内容などについて問診が必要です。

◇ドクターへ声をかけるタイミング

1. 透析間の体重増加が少ない時。
2. 低栄養指標が低下してきた時。

◇医師による低栄養の治療

食事量が低下している原因が消化管疾患，感染症などの器質的疾患であればまずこれを治療します。しかし，器質的疾患がなく，加齢あるいは長期透析に伴い体力低下からくる食欲低下の低栄養の場合は，栄養補給を考えます。

栄養補助食品としての流動食の使用，透析時のアミノ酸製剤，ブドウ糖輸液などを必要に応じて用います．

　透析患者さんの場合は，蛋白質や塩分，カリウムの制限が気になりますが，1度低栄養に陥った患者さんに対しては，制限の解除をし，データをみながら好きなものを摂取してもらうことも必要です．

3. 透析患者にみられる合併症の管理と看護

3-6 貧血

◇透析患者さんの貧血
　透析患者さんの貧血は，腎性貧血と言われます。腎機能の低下により腎臓から産生される造血ホルモンであるエリスロポエチンの産生が低下し貧血になります。しかし，これ以外に鉄欠乏性貧血なども発症しやすく，貧血の鑑別と治療に関する専門的知識が必要です。

◇貧血の出現機序
　腎性貧血は，透析に入る前の保存期腎不全期から出現します。腎臓から産生される造血ホルモンであるエリスロポエチンの産生低下が主たる原因ですが，尿毒症による骨髄での血球産生低下，赤血球の寿命短縮などの要因も関与していると言われます。その他に，鉄欠乏性貧血も透析患者さんにみられる代表的貧血です。透析患者さんは消化管からの鉄吸収率が低下しています。また，透析治療を背景とする慢性炎症のために鉄の利用が悪くなっているとも言われます。さらに，透析時の回路の残血や，抗凝固薬を使用するために易出血性であり消化管からの出血などが起こりやすく，鉄欠乏性貧血になりやすい傾向があります。
　腎性貧血の診断は，最終的には，鉄欠乏性貧血など他の貧血性疾患を除外して初めて診断されます。透析患者さんであるからすぐに腎性貧血と診断することは危険です。鑑別すべき貧血疾患を**表21**に示します。鉄欠乏性貧血以外では，慢性炎症，二次性副甲状腺機能亢進症などが透析患者さんにみられる貧血の原因として注意しなければなりません。

表21 貧血治療のための目標値

透析前目標 Hb 値	10―11 g/dl
透析前目標 Hb 値	11―12 g/dl（比較的わかく心血管系の合併・既往の無い患者）
フエリチン	100 ng/ml 以上
TSAT（トランスフェリン飽和度）	20% 以上

◇貧血の防止目標

　透析患者さんの貧血治療に関しては，日本透析医学会の腎性貧血ガイドラインがあり，これを参照にします。目標ヘモグロビン値は10～11 g/dl，比較的若くて健康な透析患者であれば11～12 g/dlを目標となっています。特に，心血管系の合併症のある人はヘモグロビン値12 g/dlを超えないように注意します。このような合併症のある人は，ヘモグロビン値が上昇しすぎると心血管系合併症が増加する可能性があると指摘されています。ヘマトクリットとヘモグロビンの関係は，ヘモグロビン値を3倍にするとおよそヘマトクリット値になります。ヘマトクリット値は変動しやすいため，一般にはヘモグロビン値で管理することが勧められています。

　鉄不足になっていないかどうかは，フェリチンとTSATで判断します。

◇必要な検査法

　血球検査と鉄マーカーを定期的に検査します。血球検査は2週に1度程度検査します。鉄マーカーは月に1度から数カ月に1度検査します。鉄剤使用時は月に1度は検査します。

　腎性貧血の鑑別に有用な指標があります。血球検査に出てくるMCVという数字を見ます。赤血球の大きさを示す数字です。これを用いて，赤血球の大きさが小球性，正球性，大球性であるか鑑別します。正常範囲より小さい場合は小球性，正常範囲であれば正球性，正常範囲を超える場合は大球性です。腎性貧血は正球性の貧血になります。鉄欠乏性貧血は小球性になります。

　鉄欠乏性貧血であることを診断するためには，フェリチンとトランスフェ

リン飽和度（TSAT）と言われる数字を参考にします。フェリチンは貯蔵鉄のマーカーであり，TSATは鉄運搬蛋白であるトランスフェリンにどれだけ鉄が結合しているか示すマーカーです。フェリチン100 ng/mlかつTSAT 20%を下る場合に鉄欠乏性貧血と診断し鉄剤の使用が始まります。決して片方の値のみで判断しないでください。真の鉄欠乏性貧血でない患者さんに鉄剤を使用することは，鉄過剰状態を招き危険であると言われています。

◇貧血に伴う症状

　貧血が強くなると，冷感，倦怠感，立ちくらみ，めまい，動悸，息切れ，認知能の低下などの症状がみられます。透析中の血圧低下の原因にもなります。最も危険なのは，心機能の低下です。貧血が長時間持続したままであると心拍出量が増加し，心筋肥大と心機能低下を招くことになります。貧血が慢性的に持続すると，患者さんは貧血症状を訴えない場合も多くみられます。ヘモグロビン値を指標として適切に治療する必要があります。消化管出血などにより急速に貧血に陥ると上記の貧血症状が顕著に出現します。

◇透析スタッフによる貧血の予防方法

　貧血の早期発見は，患者さんの顔色をみることが大事です。顔色が悪い場合は，急な貧血の悪化を考えます。また，倦怠感，立ちくらみ，めまい，動悸，息切れなどの症状が急に出現した場合も貧血の急速な悪化を懸念します。このような場合は，消化管出血や感染症，慢性炎症などが背景にないか問診します。便の色が黒色になっている場合は消化性潰瘍や悪性腫瘍からの消化管出血を考えます。このような場合は，血球検査を臨時で行います。慢性的な貧血は自覚症状が少ないため，定期検査によるヘモグロビン値，MCV，フェリチン，TSATをチェックしてこれらの値の悪化がないか確認していきます。

◇ドクターへ声をかけるタイミング

1. ヘモグロビン値が急速に低下している時。

2. 貧血症状が突然出現し，急速な貧血悪化が疑われる時。
3. 消化管出血，感染症などが疑われる時。

◇医師による貧血の治療

　腎性貧血の治療には，エリスロポエチン製剤を使用します。現在使用できるエリスロポエチン製剤は3種類あります。エスポー®，エポジン®，ネスプ®と言われる製剤です。エスポー®，エポジン®は短時間作用型で週2～3回使用することが多く，ネスプ®は長時間作用型で週1回から2週に1回程度使用します。いずれも透析終了時に回路から静注します。エスポー®，エポジン®の場合は，1回1,500単位，週3回使用による4,500単位程度が標準的な使用量です。ネスプ®の場合は，15～40μg週1回の使用量が標準的です。

　個々の患者さんでエリスロポエチン製剤の反応は異なります。ヘモグロビン値を見ながら使用量を調節します。急速なヘモグロビン値の上昇は高血圧，血栓症などを誘発するので危険と言われています。

　エリスロポエチン製剤を使用しても貧血が改善しない患者さんもいます。これをエリスロポエチン低反応性（抵抗性）と言います。このような患者さんはいろいろな合併症を有していたり，背景にしばしば低栄養状態があります。

◇使用する薬剤の特徴と副作用

　エリスロポエチン製剤の副作用としては，高血圧，血栓症が有名です。どちらも急速あるいは過剰なヘモグロビン値（Hb）の上昇で起こりやすくなります。

3. 透析患者にみられる合併症の管理と看護

3-7　透析アミロイド症の管理

◇透析患者さんの透析アミロイド症

　透析患者さんでなくともアミロイド症は発症します。一般のアミロイド症（AL型，AA型）は心臓，消化器，腎臓などに沈着して臓器障害を起こします。透析アミロイド症は，内臓にも沈着しますが，主に骨関節部位に沈着するため，透析患者さんの生活障害の大きな原因となっています。

◇透析アミロイド症の出現機序

　透析アミロイド症は，血液中の$β_2$ミクログロブリンという蛋白質が蓄積してアミロイド化します。腎機能が正常であれば，この物質は体内に蓄積することはありません。アミロイド物質は蛋白質ですが分解・変性しにくい物質に変わってしまいます。そして沈着した臓器・組織の傷害を起こします。透析アミロイド症では，アミロイド物質が関節周囲の滑膜に沈着しやすく，関節痛，関節変形，骨囊胞などの症状を呈することになります。そして，沈着した部位により二次的に神経圧迫，関節拘縮，骨折などを引き起こすことになります。

　透析アミロイド症が起こりやすい条件は，長期透析であること，高齢者であることと言われています。透析歴5年以降から急に増加してきます。

◇透析アミロイド症の防止目標

　残念ですが，透析アミロイド症を完全に防止することは難しいと言われています。透析条件として次のような点が，発症率を低下させると言われています。生体適合性のよい透析膜の使用，透析液の清浄化です。既に多くの施

設が生体適合性のよい合成高分子膜でできた透析膜を使用し，エンドトキシンをカットする工夫をしています．

◇必要な検査法

透析アミロイド症を早期発見するには，患者さんの訴えと，定期的な骨X線撮影，CT撮影がポイントです．次に示す透析アミロイド症の症状と画像所見が診断の手がかりとなります．血液中のβ_2ミクログロブリンの濃度も測定しますが，アミロイド症の発症の診断にはあまり役立ちません．進行した症例では炎症反応CRPが軽度上昇することがあります．

◇透析アミロイド症の症状

最も有名な症状は手根管症候群です．手根管部の腱滑膜にアミロイドが沈着し，炎症が起こるため，その中を通る正中神経が圧迫されます．親指側3本の指の痺れ，運動障害が出現します．悪化すると物を指先でつまめなくなります．特に疼痛は透析中や夜間に増強する傾向があります．手根管症候群と同時に現れることが多いのが，ばね指です．指関節の滑膜が肥厚するために，1度曲げた指関節が元にもどらなくなる伸展障害を呈します．

アミロイド関節症は，アミロイドが関節周囲の滑膜に沈着して，関節の腫脹がおこり関節炎を起こすものです．関節の痛みが中心的症状です．やはり，関節痛は透析中や夜間に増強する傾向があります．肩関節，手関節，股関節，膝関節など多くの関節に多発します．骨嚢胞も有名な症状です．自覚的症状はありませんが，負荷がかかった時に骨折の原因となります．手根骨や長管骨の末端，股関節周囲によくみられます．破壊性脊椎関節症は，頸椎や腰椎の椎体が変形してつぶれてくる病態です．進行すると脊髄を圧迫するために四肢麻痺に陥る場合もあります．透析患者さんにみられる脊柱管狭窄症も透析アミロイド症が関与していると言われます．

内臓に沈着した場合は，消化管障害や心機能低下の原因となります．胃粘膜の生検により診断を試みることもありますが，必ずしも粘膜生検では発見できません．

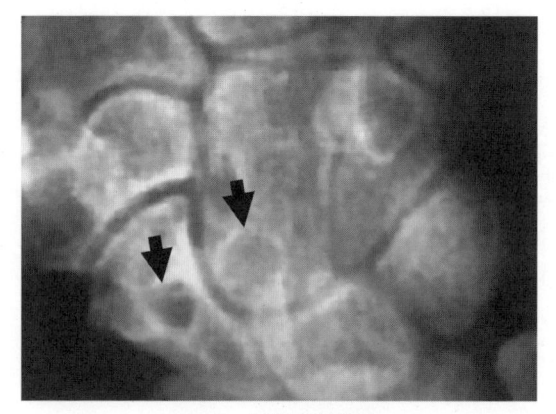

図13 手根骨骨嚢胞

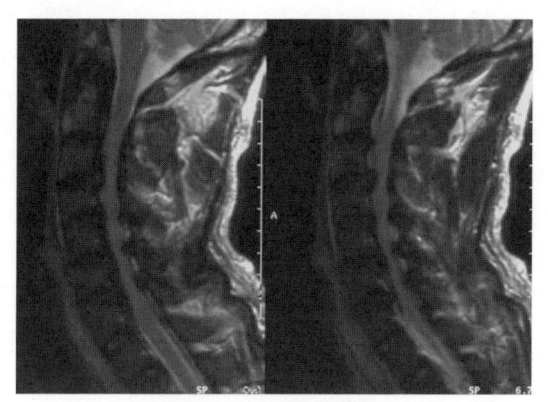

図14 脊柱管狭窄症

◇透析スタッフによる透析アミロイド症の予防方法

　透析アミロイドの症状の早期発見が重要です。進行しないうちに診断を行い，整形外科的な治療を受けてもらうことが必要です。神経の圧迫症状が進行してしまうと，機能障害が固定してしまい，形成外科的治療を受けてもADLが低下した状態になります。手根管症候群による手機能の低下，破壊性脊椎関節症による歩行障害などの四肢麻痺症状は早期に防がなければなりません。

表22 透析アミロイド症の症状と画像所見など

	症状	画像所見	
手根管症候群	正中神経障害	エコー，CT	手根管滑膜肥厚
ばね指	伸展障害	特になし	
アミロイド関節症	関節痛	エコー，CT	関節滑膜の肥厚
骨のう胞	無症状	単純X線	骨のう胞像
破壊性脊椎関節症	脊髄症状	単純X線，CT	頸椎，腰椎の椎体破壊像
脊柱管狭窄症	脊髄症状	CT	脊髄の圧迫所見
内臓アミロイド症	心不全	心電図	不整脈

◇ドクターへ声をかけるタイミング

1. 手の親指側の指3本がしびれる。動きが悪い時（正中神経障害）。
2. 関節痛の悪化とともに，炎症反応が上昇する時（感染症の合併）。
3. 手足がしびれる，歩きずらいなどの歩行障害がある時（脊髄症状）。

◇医師による透析アミロイド症の治療

　完全な治療法はありませんが，手術などでアミロイド症が診断された症例では，β_2ミクログロブリン吸着カラム（リクセル®）を使用して，症状の進行を抑制します。関節痛などに対しては，消炎鎮痛薬や少量のステロイド薬が使用されることがあります。症状が進行した患者さんでは，整形外科的手術が必要です。

3. 透析患者にみられる合併症の管理と看護

3-8 動脈硬化症の管理

◇透析患者さんの動脈硬化症

　透析患者さんの動脈硬化症は，一般の人よりも年齢的に早期から出現し速く進行すると言われてます。また，一般の人にはみられない石灰化動脈硬化が特徴と言われます。一般の人は，高血圧や高脂血症が原因で動脈硬化が進行しますが，透析患者さんでは，カルシウム，リンの異常，副甲状腺機能亢進症などが動脈硬化と深く関連しています。

◇動脈硬化症の出現機序

　動脈硬化の出現機序として次のような因子が関連していると言われています。何といっても透析歴と年齢は動脈硬化の一番の悪化因子です。その他，高血圧や高脂血症ももちろん原因となりますが，透析患者ではコレステロールの高い人は多くありません。カルシウム・リン積が高いと血管の異所性石灰化が出現します。副甲状腺機能亢進症による副甲状腺ホルモンの上昇も石灰化を促進します。これらは全て動脈硬化の原因となります。また，低栄養と持続的炎症も動脈硬化を促進する因子と言われています（malnutrition inflammatory syndrome）。透析患者さんでアルブミンが低値でCRPが軽度上昇している場合は動脈硬化症の進展に注意が必要です。

◇動脈硬化の防止目標

　動脈硬化の防止目標は，極端な高血圧がないこと。高コレステロール血症がないこと。カルシウムとリンの値が適正であること。副甲状腺ホルモンの値も理想値であることです。具体的な数字は日本透析医学会のガイドライン

に示されています．また，アルブミン低値あるいは CRP 上昇がある場合は，その原因を探り是正することが目標となります．

◇必要な検査法

心電図は基本的に冠動脈硬化症を診断できる検査法です．最近では，四肢の動脈硬化を簡単に測定できる機器が幾つかあります．これらの機器を使用し，頸動脈硬化度，足関節上腕血圧比（ABI），脈波伝搬速度（PWV）などを指標とします．また，石灰化動脈硬化に関しては，単純 X 線，胸腹部 CT，などによる評価も有用です．定期的な写真撮影のデータを比較していく必要があります．頸動脈エコーによる内頸動脈の硬化所見の診断も一つの指標です．

◇動脈硬化症に伴う症状

部位により症状は異なります．部位別に動脈硬化症の症状を記載します．頸動脈や脳動脈の硬化では，失神，上下肢麻痺など脳梗塞症状が出てきます．上下肢の動脈硬化症では，指先の虚血性症状が出現します．最近は，末梢動脈硬化疾患（PAD）と呼ばれます．バスキラーアクセスがある側では，その末梢に症状が出やすくなります（スティール症候群）．下肢では，しばら

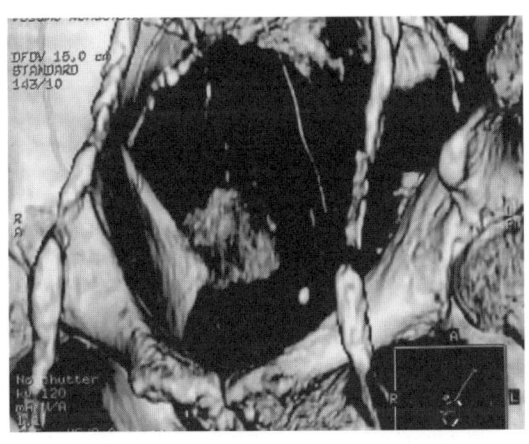

図 15　腸骨動脈の動脈硬化による狭窄所見（CT）

表23 動脈硬化症の部位と症状

部位	症状
頸・脳動脈	失神，失語，視力障害，上下肢の麻痺，脳梗塞
上肢動脈	指先冷感，レイノー現象，拍動低下，黒色化，壊疽
下肢動脈	間欠性歩行，下肢疼痛，冷感，拍動低下，黒色化，壊疽
冠動脈	胸痛，狭心症，心筋梗塞
胸部大動脈	解離性動脈瘤
腹部大動脈	腹痛，下血，腸管動脈閉塞症，虚血性腸炎

く歩行すると筋肉痛で歩けなくなる間欠性歩行が特徴です。上肢と下肢の場合，進行すると壊疽となり切断手術が必要になります。冠動脈の場合は，虚血性心疾患が出現し，胸腹部の大動脈では，重篤な緊急手術が必要な解離性動脈瘤や腸管動脈閉塞症などが出現します。

◇透析スタッフによる動脈硬化症の予防方法

動脈硬化症の症状の早期発見が重要です。以前と比較して，透析中に手足の痛みが出るようになった。歩行がしずらくなったなどという時は注意が必要です。また，透析中に頻回に胸痛や腹痛を訴える時は，胸腹部の動脈硬化症が進展していることも疑う必要があります。手指，足のケア（foot care）も重要です。四肢の動脈硬化症の症状の悪化防止には保温指導も必要です。

◇ドクターへ声をかけるタイミング

1. 虚血性心疾患が疑われる症状が出てきた時。
2. 脳梗塞が疑われる症状が出てきた時。
3. 上下肢の指先に虚血性症状が出てきた時。

◇医師による動脈硬化症の治療

四肢の末梢動脈硬化疾患（PAD）であれば，プロスタグランジン製剤，抗血小板薬を使用します。手足の壊疽が認められる時は，外科的処置も必要な場合もあり，専門医に相談します。

冠動脈硬化症による虚血性心疾患の症状が出てきた場合は，専門医による心臓カテーテル検査・治療が必要となります．脳梗塞症状が疑われる時は，CT検査などを行い，確診が得られ発症早期であれば血栓溶解剤を使用することがあります．腸管動脈の硬化症の場合は，腸管壊死の傾向があれば，緊急手術の適応であり，腸管切除術が行われます．

3. 透析患者にみられる合併症の管理と看護

3-9 認知症

◇透析年齢の高齢化と認知症

　日本透析医学会の集計（2008年12月31日現在）によると，透析患者の平均年齢は65.3歳，また，新規透析導入された患者さんで，最も割合が高い年齢層は70～80歳，と，後期高齢者の導入も珍しいことではなくなってきています。患者さんの高齢化に伴い，認知症を呈する方への対応を迫られる機会も増加してきました。

　認知症とは，脳の何らかの障害によって，一度獲得した知的機能が慢性かつ持続的に低下し，日常生活や職業能力に支障をきたした状態を指します。認知症の診断基準は，**表24**に示したDSM-Ⅳ-TR精神障害の診断・統計マニュアルが最も多く使われています。

◇認知症の症状

　認知症の症状は，中核症状と，周辺症状に分けられます（**表25**）。認知症の初期症状は中核症状のひとつである記憶障害です。いわゆる加齢による生理的な"物忘れ"は，自分が忘れていることを自覚している場合が多く，経験自体は覚えているものの，その一部が思い出せないのに対し，認知症の場合の記憶障害は，経験そのものを忘れてしまうといった特徴があります。認知症が進行すると，妄想，幻覚，見当識障害（今がいつで，ここがどこなのか，自分はだれなのかなど自分や周囲の状況が正しく認識できなくなること），失語（言葉がしゃべれない，相手の話す内容が理解できなくなる）などの周辺症状があらわれます。このような認知症の症状が，透析治療の現場にあらわれると，大変困ったことになります。

表24　DSM-Ⅳ-TR 精神障害の診断・統計マニュアルによる認知症の診断基準

A 以下の2項目からなる認知障害が認められること
1 記憶障害（新しい情報を学習したり，かつて学習した情報を想起したりする能力の障害）
2 以下のうち1つあるいは複数の認知障害が認められること
(a) 失語（言語障害）
(b) 失行（運動機能は損なわれていないにもかかわらず，動作を遂行することができない）
(c) 失認（感覚機能は損なわれていないにもかかわらず，対象を認識あるいは同定することができない）
(d) 実行機能（計画を立てる，組織立てる，順序立てる，抽象化する）の障害
B 上記のA1，A2の記憶障害，認知障害により社会生活上あるいは職業上あきらかに支障をきたしており，以前の水準から著しく低下していること
C 上記の記憶障害，認知障害はせん妄の経過中のみに起こるものではないこと

（高橋三郎，染矢俊幸，大野　裕　訳：DSM-Ⅳ-TR 精神疾患の診断・統計マニュアル．医学書院，東京，2003．）[1]

表25　認知症の症状

中核症状	周辺症状
抽象思考の障害 判断の障害 失行，失認，失語， 実行機能障害	行動異常 　多弁，多動，依存，異食， 　過食，徘徊，不潔，暴力 精神症状 　妄想，幻覚，不安，焦燥， 　せん妄，睡眠障害

　具体的には，透析治療を続けるうえで必要な食事制限や飲水制限を守れなかったり，薬の飲み忘れ，スタッフの助言を忘れてしまったり，理解できなかったり，否認したりなど治療に支障を来すことにもなり，時間を守れない，他の患者に迷惑となる行動をとるなど基本的なルールが守れないために，人間関係のトラブルを引き起こすことになります。

◇認知症を来す原因疾患

　認知症を来す主な疾患として，脳血管障害と，アルツハイマー病があります。前者は脳梗塞や脳出血の後遺症としておこってくるものです。透析患者さんは，高齢化に加えて，原疾患としての糖尿病や，高血圧，さらに，カルシウム・リン代謝異常など，動脈硬化を促進する危険因子を多く持っています。そのため，透析患者さんの頭部CTでは高頻度に多発性小梗塞巣がみつかり，目立った運動麻痺は認めなくとも認知症の原因となっている場合もあります。脳血管障害による認知症は，予防が重要な疾患といえます。アルツハイマー病は脳内にアミロイド沈着がおこり，脳神経細胞が減少していく原因不明の疾患です。近年増加傾向にありますが，完全な予防と治療は困難です。

◇認知症の症状を示す治療可能な疾患
①慢性硬膜下血腫
　約3週間程度の時間をかけて，徐々に脳表面の硬膜下に血液が溜まってくる病気です。原因の多くは，頭部外傷ですが，外傷の既往がない場合もあります。記憶力の低下，性格の変化など，認知症のような症状が現れますが，進行すると，血腫の圧迫により頭痛，吐き気，片麻痺などの症状があらわれます。しかし，透析患者さんは，脳が萎縮している場合もあり，症状が表れにくいこともあります。透析患者さんは抗凝固薬の使用，血圧の変動などがあり，脳出血を起こしやすく，また，出血した際には広がりやすいといえます。慢性硬膜下血腫の場合，手術により，認知症状が消失する可能性もありますので，頭部外傷のあと，認知症の症状が出てきた場合はこの疾患も念頭に置く必要があります。

②ビタミン欠乏（ビタミンB_1欠乏，ニコチン酸欠乏）
　何らかの重篤な合併症により，経口摂取が不十分な状況下では，水溶性ビタミンは透析で除去されるため，ビタミン欠乏症状として，認知症状があらわれる場合があります。

③甲状腺機能低下症
　高齢の透析患者さんでは比較的多くみられますので，スクリーニングとし

て甲状腺ホルモンのチェックが必要です。

④薬剤性

　高齢者では生理機能が低下していますので，一般に，薬剤の代謝，排泄速度が遅延する傾向があります。また，腎排泄型の薬剤は，蓄積により副作用が出現することがありますので，使用する際は，減量の必要があります。抗ウイルス薬，メトクロプラミド，抗うつ薬，睡眠薬などを内服中の患者さんで，幻覚，せん妄などの症状があらわれた場合は，常に薬剤の蓄積も考慮すべきです。その他，表26に，蓄積によるせん妄を来す可能性のある薬剤を提示します。

⑤尿毒症

　末期腎不全の高齢者は，脳血管障害を来す一般的な危険因子（糖尿病，高血圧など）や，慢性腎臓病特有の危険因子（貧血，カルシウム代謝異常な

表26　神経精神症状が出現する可能性のある主な薬剤

薬剤	症状
抗菌薬	
ペニシリン系，セフェム系，カルバネム系	幻覚，眼振，意識障害など
ニューキノロン系	痙攣
イソニアジド	抑うつ，せん妄，幻覚，感情異常
降圧薬	
塩酸クロニジン	幻覚，幻聴，失見当識など
αメチルドーパ，ヒドララジン	抑うつ，不随意運動
β遮断薬	不眠，抑うつ，不安
消炎鎮痛薬	
アスピリン	抑うつ，幻覚，錯乱など
ステロイド	抑うつ，妄想，不眠，錯乱
消化器系薬	
H_2ブロッカー	錯乱，幻覚，不穏，せん妄，失見当識
抗ウイルス薬	
アシクロビル	傾眠，不穏，錯乱，痙攣など

（桜井孝，他：総合的機能評価を生かした初診外来―物忘れ外来．老年医学42：178-182，2004より）[2]

ど）も有しているので，認知症の原因として脳血管性認知症を考えがちですが，尿毒症症状の一つとして表れる尿毒症性認知症の存在も忘れてはならない点です。尿毒物質の蓄積とともに認知症状が進行してきた場合は，尿毒症性認知症も考慮すべきであり，透析の導入により，急速に改善する例もあります。

⑥その他

感染症，脱水，電解質異常などでも，せん妄，不穏が表れる事がありますので，介護を担当する方から情報を得るなど，普段からきめ細かい観察が重要になってきます。

◇認知症の患者さんの透析導入，中止

透析導入にあたっては，透析を続けることが可能であるかどうか，本人，家族，医療スタッフ，を含め，十分な話し合いが必要です。判断能力が低下した患者さんに，病状の理解や，治療の必要性を納得していただき，同意を得る事は，本人のみでは不可能であり，透析導入意思決定は，多くは家族の方の同席のもとに行われる必要があります。

透析導入後も，家族の支援が必要ですが限界もあります。認知症が重度で，興奮や，幻覚などのために長時間の安静が保てないような場合は，家族やスタッフが透析中付き添って監視することが必要ですが，そのような体制が必ずしもとれるとは限りません。福祉資源の活用も考慮する必要があるでしょう。それでも抜針などの危険がある時には，身体抑制を行わざるを得ない時もあります。重度の認知症を含め終末期患者さんの透析導入の可否や，中止については，米国ではアメリカ腎臓内科医協会/アメリカ看護学会が提唱している，透析非導入/中止に対する勧告が，広く用いられており，それによると，思考，感情，自発的行動，自己認識，環境理解ができないような，重大かつ不可逆的な神経障害がある場合は，透析導入見合わせ，あるいは透析中止して良い事になっています。しかし日本ではこのような明文化された規定はなく，各々の症例ごとに，患者さんと，介護をする御家族にとって，最善と思われる方法を医療者側と患者さん側の話し合いのうえで，決定されているのが現状です。

◇透析スタッフによる認知症進行の予防方法

　脳血管性認知症は，高血圧，肥満，喫煙，高脂血症，糖尿病などの危険因子をできるだけ減らすことがその予防につながります。また，アルツハイマー型の認知症では，運動機能の低下，知的生活習慣の減少などが，認知機能と関連するといわれています。運動機能を損なわないよう，転倒や骨折に注意しつつ，自力歩行を援助し，できることは極力本人に任せる，知的生活習慣の維持のためには，日々の透析の中で，できるだけ話をする，自分のドライウエイトを覚えてもらう，除水量の計算をしてもらう，テレビやラジオの視聴など，刺激を与える事も，大切です。デイサービスなどの老人福祉施設の利用を勧めるのもよいでしょう。また，口腔機能を正常に保ち，自分の歯で咀嚼して食事を摂るということも，認知症予防には重要です。口腔内の衛生に留意し，適切なケア，治療を促すことも必要と思われます。

◇ドクターへ声をかけるタイミング

1. 透析患者さんで，新たに認知症状が出現してきた時。
2. 認知症が，急速に進行している時。（原因として，脱水，感染，電解質異常，薬剤などの可能性が疑われる時）
3. 透析中の安静が保てず，危険であると判断した時。

◇医師による認知症の治療

　前述したように，慢性硬膜下血腫，薬剤性，感染症など，何らかの合併症で，二次的に認知症があらわれている場合はその原疾患の治療により改善できる可能性があります。安全に，透析医療を行うためには，薬剤を有効に用いることも重要です。周辺症状である幻覚，妄想，攻撃に対しては，原則的に，統合失調症と同様に，リスペリドン，オランザピン，ハロペリドールなどの抗精神病薬が用いられます。睡眠障害に対しては，短時間型または中間型のベンゾジアゼピン系の薬剤が用いられます。アルツハイマー型認知症の認知機能障害に対し，発症早期に塩酸ドネペジル（アリセプト®）を内服することで，その進行を遅らせることができます。

◇使用する薬剤の特徴と副作用

　抗精神病薬や，睡眠薬はおもに肝臓で代謝，排泄されるものがほとんどですが，高齢者の場合は，薬剤の代謝速度は遅くなりますので，過度の鎮静にならないよう，少量から用いることが肝要です。抗精神病薬の，ハロペリドールは錐体外路症状（手指振戦，ジスキネジア，パーキンソン病様症状など），呼吸抑制，眠気の出現に注意する必要があります。また，悪性症候群は，頻度は低いですが，ハロペリドールの重篤な副作用の一つです。投与量を急に増やした場合に現れやすいといわれています。急激な体温上昇，筋肉のこわばり，体の硬直，発汗，ふるえ，などの症状が現れます。不眠に対する薬剤も，蓄積により，鎮静効果の増強，筋緊張低下による転倒の可能性などの副作用がみられ，漫然と使用する事は控えるべきでしょう。塩酸ドネペジルは，腎排泄の薬剤ですので，透析患者さんには少量から内服を開始します。失神，徐脈，消化性潰瘍，肝機能障害などが副作用としてあります。

参考文献
1) 高橋三郎，染矢俊幸，大野　裕　訳：DSM-IV-TR，精神疾患の診断・統計マニュアル，医学書院，2003
2) 桜井孝，他：総合的機能評価を生かした初診外来―物忘れ外来．老年医学 42：178-182，2004

3. 透析患者にみられる合併症の管理と看護

3-10　脳血管障害

◇透析患者さんにおける脳血管障害

　日本透析医学会の統計（2008年末）によると，脳血管障害による死亡は1994年以降，徐々に減少し，2008年では8.6％まで減少して，死亡原因の第6位となっています。しかしながら，死亡はまぬがれたとしても，高齢者が寝たきりになったり，要介護の状態になる主要な原因の一つです。また，認知症の原因として約3割は脳血管疾患が占め，高齢者のQOLを左右する重大な疾患といえます。透析患者さんの脳血管障害は，非透析患者さんに比べ，脳梗塞は約2倍，脳出血は約8倍ときわめて頻度が高いのが特徴です。

◇透析患者さんの脳血管障害の出現機序
①脳出血
　透析患者さんの脳出血は，比較的若年で，長期透析，体液管理の不十分な高血圧症例に脳出血の頻度が高いとされています。脳出血の最も大きな危険因子は高血圧です。透析患者さんの高血圧は，体液過剰によるものがほとんどで，常にドライウエイトが適正であるかを考える必要があります。その他，レニン，アンジオテンシン系の亢進，交感神経の活動性亢進などが高血圧の原因であり，それぞれの症例にあった降圧薬も選択されます。エリスロポエチン製剤による高血圧が問題になることがあります。機序として，エリスロポエチンの直接作用，ヘモグロビン値上昇に伴う血液粘度の上昇などが考えられています。もともと高血圧を有する患者では，特にヘモグロビン値の上がりすぎに注意が必要です。

②脳梗塞

　脳梗塞の原因はアテローム血栓性脳梗塞，心原性塞栓性脳梗塞，血行力学性脳梗塞に分類されます。透析患者さんの場合，加齢，糖尿病，高血圧，カルシウム代謝異常など，動脈硬化を促進する因子を多く持っていますので，透析患者さんは一般より，動脈硬化が早く進んでいるといえます。また，自律神経機能が低下している事が多く，除水による循環血漿流量が減少に対し，血圧の自動調節機構が働かず，急激な血圧低下を招くこともあります。急激な血圧低下は脳虚血を引き起こし，除水による血液濃縮ともあいまって，透析中や透析後は，血行力学的な脳梗塞が起こりやすい状態になります。Toyoda らは脳血管障害を来した透析患者さん 150 名を調査し，脳梗塞は 34％が透析中および透析終了 30 分以内に発症していると報告しています[1]。心房細動や弁膜症がある患者さんでは，心臓の中に血栓が形成されることがあります。その血栓が血流に乗って脳血管を詰まらせることで発症する脳梗塞を心原生脳塞栓症といいます。動脈硬化があって，血管が狭くなっている部位に，血栓が形成されて，閉塞することで発症する脳梗塞をアテローム血栓性脳梗塞といいます。

③くも膜下出血

　くも膜下出血の原因の約 80％は脳動脈瘤の破裂です。末期腎不全の原疾患の一つである多発性嚢胞腎では，脳動脈瘤の合併が多いので，積極的な検索が必要です。

◇診断，必要な検査法

①頭部 CT

　出血か，梗塞かの区別に有用です。超急性期では，脳梗塞は描出されません。脳内出血やくも膜下出血の検出に有用です。短時間で検査ができる点で優れています。

② MRI，MRI 拡散強調画像，MRA

　小さな梗塞巣の描出もでき，MRI 拡散強調画像は発症後，数十分で，病巣が描出されるため，超急性期にも有用です。MRA は，造影剤により，頭蓋内，外の血管病変の描出に有用です。特に，脳動脈瘤のスクリーニングに

有用です。
③脳血管造影
血管の情報が，MRAより，より詳細に得ることができます。くも膜下出血の原因となった脳動脈瘤の診断に用いられます。
④心エコー，経食道心エコー
心房細動などにより，心臓の中にできた血栓が，脳動脈に詰まり，脳梗塞になる事があります。心臓のなかの状態を確認するために行います。左房が胸壁から見え難い場合には，食道の中から観察します。

◇脳血管障害に伴う症状
①頭痛
くも膜下出血は頭痛を起こす代表的な疾患です。今まで感じたことのない激しい頭痛が，何時何分から，とはっきり症状の出現時間をいえるほどはっきり分かるのが特徴です。
②麻痺，感覚障害
脳梗塞，脳出血は，脳血管が詰まるか，破けるかの違いはあっても，支配領域の脳組織が壊死するという点では共通しています。壊死病変のある脳の側と反対側の体に麻痺や，感覚障害が現れます。体の両側にまたがらないのが原則で，片側の身体に麻痺や，感覚障害がでるのが特徴です。
③言語障害
言語障害も脳血管障害の主要な症状の一つです。周りの人が何を言っているかわからない"感覚性失語"，言っている内容は理解できるが，自分の言いたいことを言葉に置き換える事ができない"運動性失語"，また，舌や，喉頭の運動機能が障害されたために，発声がうまくいかない"講語障害"に分けられます。
④めまい
脳血管障害で出現するめまいは，非回転性もので，酩酊した時のように，ぐらぐらしてまっすぐ歩けない状態になります。小脳や脳幹梗塞に見られます。

◇透析スタッフによる脳血管障害の予防方法

　脳血管障害の予防において最も大事なことは，体液，血圧のコントロールです。透析時に過度の血圧低下があると，脳梗塞を引き起こします。ドライウエイトの設定調節が必要です。その他，除水速度，降圧薬の影響も検討します。ドライウエイトが適切であると判断される場合，透析間の体重増加量をドライウエイトの3～5%となるよう，水分制限，塩分制限を指導します。また，血圧が高い場合も，まずはドライウエイトの見直しが必要になります。目標とすべき血圧値は，一律に決める事は出来ず，患者さんの病態に合った値，つまり透析中も循環血漿量が保たれ，脳血流が維持できる値と考えるべきでしょう。

◇ドクターへ声をかけるタイミング

1. ドライウエイトまで除水しているにも拘らず，血圧が高い時。
2. 透析間の体重増加量が適正なのにも拘らず，透析中に血圧が低下する時。
3. 麻痺がみられる時。
4. 言語障害がみられる時。
5. 非回転性のめまいの訴え，意識状態がいつもと違う時。

◇医師による脳血管障害の治療

①脳出血

　急性期は脳浮腫や，再出血の予防が重要になります。脳出血は，頭蓋内圧が高くなりやすいので，グリセオール®を投与します。浄化効率の良い血液透析では，尿毒素の除去により，不均衡症候群となり脳圧が亢進しやすいので，急性期はできるだけ透析を避けるのが望ましいとされています。"脳卒中ガイドライン2004"では必要に応じて，持続腹膜透析や持続的血液透析濾過を勧めています。短時間，低血流量透析とし，透析効率を低くめにし，連日行う方法もあります。抗凝固剤の選択については，メシル酸ナファモスタットは，ヘパリンに比較して半減期が短く，出血合併症が少ないため，急性期の透析に用いられます。発症後6時間は再出血や血腫拡大の危険性が大きく，降圧治療が重要となります。"アメリカ心臓協会（AHA）ガイドライ

ン"では，収縮期血圧 180 mmHg 以下とするよう勧めています。
② 脳梗塞

　脳梗塞発症早期は脳出血と同様，脳浮腫対策が重要になります。発症後3〜5日に浮腫が最大となる例が多いので，グリセオール®投与は1週間は継続が必要です。脳梗塞の場合，原則として降圧療法は行いません。発症初期は，脳血流の自動調節能が破壊されているので，わずかな脳血流の低下が，梗塞巣の拡大をもたらします。透析による血圧低下，脳圧亢進を避けるため，連日透析とし，過度の除水は行わないようにします。薬物療法としては抗血小板療法，抗凝固療法が行われます。発症3時間以内であれば，血栓溶解療法の適応になります。

　脳梗塞，脳出血とも，頭蓋内圧のコントロールがつかず，脳ヘルニアの危険がある際には，外科的減圧術が選択されます。

③ くも膜下出血

　透析患者さんのくも膜下出血による死亡率は約80%と，きわめて高率です。くも膜下出血の特徴は，再発が多い事とそれにより予後が非常に悪くなる事です。くも膜下出血の原因が脳動脈瘤である場合，再発率は70%で，6時間以内の早期再破裂が最も多くみられます。したがってこの時期は血液透析は行いません。血圧を140/90 mmHg 以下に，厳格にコントロールする事が重要です。再破裂を防ぐため，原則として外科的手術を行います。

④ 慢性硬膜下血腫

　外科的に血腫除去術が行われます。血腫の大きさが小さいもの（貯留液の厚さがCTで，1.5 cm 以下）は保存的に経過を見ることもあります。

◇使用する薬剤の特徴と副作用

① グリセオール®

　脳浮腫の予防に用いられます。500 ml 中に NaCl 4.5 g が含まれるので，心不全の出現に注意が必要です。

② 降圧薬

　急性期にはニカルジピン，ジルチアゼム，ニトログリセリンなどの持続点滴が用いられますが，血管拡張作用を有するので，脳浮腫の増強に注意が必

表27　各種降圧薬の脳血流および自動調節能に及ぼす影響

降圧薬	脳血流 急性投与	脳血流 慢性投与	自動調節能 下限域	自動調節能 上限域
利尿薬		〜　↓		
交感神経遮断薬				
α遮断薬	〜↑	〜（↑）	↓	↓
β遮断薬	↓	〜（↑）	〜↑	
カルシウム拮抗薬	↑	〜　↑	〜	
ACE阻害薬	〜	〜（↑）	↓	↓

↓：減少，下降　　〜：不変，　↑：増加，上昇　　ACE：アンジオテンシン変換酵素
（藤島正敏：日本人の脳卒中の特徴とリスクファクター．臨床と研究　76：2296, 1999 より）[2]

要です。内服薬では種類によって脳循環を左右します（**表27**）。カルシウム拮抗薬は脳血流を増加させ，ACE阻害薬は自動調節能の下限域を下げる効果があるため，脳血管障害のある患者さんにはよく用いられます。

③ヘパリン，低分子ヘパリン

心原生脳塞栓症（心臓の中に血栓ができ，それが脳に流れて詰まる）の際に，血栓が新たに形成されるのを予防する目的で使用されます。出血が最も重要な副作用です。慢性期にはワルファリンへ変更します。

④アスピリン，チクロピジン

アテローム硬化性脳梗塞の際に，血栓再発予防に用いられます。

⑤抗潰瘍薬

脳血管障害は，消化性潰瘍を高率に合併します。H_2ブロッカーは腎排泄性なので，蓄積により，骨髄抑制や，下痢，錯乱などを来すことがありますので，透析患者さんでは減量が必要です。プロトンポンプ阻害薬は透析患者さんでも常用量を使用する事が出来ます。

参考文献

1) Toyoda K, Fujii K, Fujimi S, et al: Stroke in patients on maintenance hemodialysis: a 22-year single-center study. Am J kidney Dis 45: 1058-1066, 2005
2) 藤島正敏：日本人の脳卒中の特徴とリスクファクター．臨床と研究 76：2296-2301, 1999

3. 透析患者にみられる合併症の管理と看護

3-11　視力障害

◇透析患者さんの視力障害

　糖尿病性腎症が原因で透析を行っている患者さんが多いため，最も多くみられる視力障害の原因は糖尿病による眼合併症です．ほかに，高血圧に伴う眼合併症，角結膜の石灰化，白内障なども透析患者さんの視力障害の原因となります．

◇視力障害の出現機序

　糖尿病による眼合併症には網膜症，白内障，緑内障があります．糖尿病性網膜症は網膜の細小血管障害が原因となり，進行度により単純網膜症，増殖前網膜症，増殖網膜症に分けられます．糖尿病の影響で網膜の細小血管には透過性亢進，血管増殖，硬化，閉塞などが起き，単純網膜症では，毛細血管瘤，網膜内出血，硬性白斑，網膜浮腫がみられます．網膜浮腫が黄斑部網膜に起こると著明な視力低下をきたします．血流が低下すると網膜虚血による変化として増殖前網膜症となり，軟性白斑，網膜静脈の数珠状拡張，ループ形成や重複化などの静脈異常が出現します．虚血網膜からは血管新生因子が放出され，新生血管が生じますが，その時点で増殖網膜症となります．新生血管は出血しやすく硝子体出血を起こしやすく，その出血が黄斑部網膜の前方に起これば強い視力障害を来します．また，硝子体出血などの刺激でできた増殖膜が収縮して網膜を引っ張ると牽引性網膜剥離を引き起こします．網膜剥離は重篤な視力低下に至ります．新生血管は眼内圧の増加を招く緑内障も引き起こし，視野欠損などの視力障害を引き起こす原因となります．緑内障のある場合は，透析中に眼圧が変化することが言われています．透析によ

り眼症状が悪化する時は，透析方法の工夫も必要です。

高血圧の合併症としては，網膜静脈閉塞症，網膜剥離などがみられます。突然の視力障害で気づくことが多いのですが，徐々に視力低下が起こすこともあります。

透析患者さん独特の症状としては，除水をした後にみられる眼乾燥感があります。結膜出血の頻度も高く，透析時の抗凝固薬，内服中の抗血小板薬の影響が考えられます。また，血清リン，カルシウム値が高いと角結膜の石灰化が起こりやすくなります。まれですが，石灰化により結膜増殖，角膜混濁が起こり視力障害を来すことがあります。

◇必要な検査法

透析導入前に眼科を受診し，眼底，眼圧チェックすることは重要です。異常がある場合は定期的受診を勧めます。糖尿病患者さんの場合は，透析導入後も網膜症の進展，硝子体出血，血管新生緑内障などの進行に注意が必要となりますので，定期的な眼科受診が必要です。

◇視力障害の症状

表28　眼科疾患とその症状

白内障	視野が暗い，夜になると見えづらい。明るい光がまぶしい。
緑内障	頭痛，眼痛，顔面痛，視野欠損。
網膜症	視力低下，目の前が突然赤く暗くなる（硝子体出血，牽引性網膜剥離）
結膜出血	無症状
結膜石灰化	かゆみ，違和感

◇透析スタッフによる視力障害の予防方法

眼疾患を有している患者さんには，眼科への定期受診を勧めます。糖尿病や高血圧自体のコントロールが悪いと，網膜症の進行も早くなるので，日常生活でもこの点を注意します。結膜出血，網膜出血，硝子体出血がある場合は，低分子ヘパリン，メシル酸ナファモスタットを使用します。

◇ドクターへ声をかけるタイミング
1. 急に視力が低下した，視野が狭くなったとの訴えがある時。
2. 徐々に視力低下が進行し，日常生活にも支障があるとの訴えがある時。
3. 透析前に結膜出血症状が見られる時。

◇医師による視力障害の治療
　糖尿病性網膜症の進行を遅らせるには，内科での糖尿病の管理，高血圧の管理が重要となります。網膜の低酸素血症を予防するために腎性貧血の治療も必要です。眼科的には早期の網膜症には循環を改善させる点眼薬を使用し，増殖網膜症にはレーザーによる光凝固療法で血管新生を食い止めます。硝子体出血や牽引性網膜剥離には硝子体切除術が行われます。
　白内障の手術は網膜症が落ち着いていれば，通常通り行うことができます。点眼薬のピノレキシン製剤，グルタチオン製剤は治療薬ではなく，白内障の進行抑制に使用します。外科的治療としては，水晶体摘出術・眼内レンズ挿入術が行われます。手術前後には，出血のおそれがあるため，透析時の抗凝固薬をメシル酸ナファモスタットに変更して行います。
　緑内障の治療としは，βアドレナリン阻害作用をもつ点眼薬が効果的で，エピネフリン点眼薬やピロカルピン点眼薬が使用されます。重篤な症状があ

表29　眼科疾患で使用される点眼薬

白内障
ピノレキシン製剤点眼薬（カタリン®，カリーユニ®）
グルタチオン製剤点眼薬（タチオン®，ノイチオン®）
緑内障
交感神経遮断系点眼薬（チモプトロール®，ミロラン®，etc）副作用：喘息患者で禁忌
エピネフリン点眼薬（ピバレフリン®）
ピロカルピン点眼薬（サンピロ®）
プロスタグランジン系点眼薬（レスキュラ®，キサラタン®）
炭酸脱水酵素阻害点眼薬（トルソフト®）

る場合は，急激な眼圧上昇を予防するため，血液濾過（HF）や血液透析濾過（HDF），連続携帯式腹膜透析（CAPD）の選択も考慮する必要がある場合があります。グリセオール®の使用も有用です。急性緑内障の手術としては，虹彩切開術が行われます。最近では眼球を切開せずに，レーザー療法で行うこともできます。慢性緑内障にも虹彩切開術が適応されます。

◇使用する薬剤の特徴と副作用

　糖尿病のコントロールが悪い場合は，インスリンの使用を行います。急激なインスリンの増加は網膜症を悪化させることがあります。高血圧の管理には，降圧薬を使用します。緑内障に対して点眼薬でコントロールできない場合，炭酸脱水酵素阻害の内服が使用されることがありますが，透析患者さんでは副作用（代謝性アシドーシス）が出やすく内服は危険です。

3. 透析患者にみられる合併症の管理と看護

3-12　副甲状腺機能亢進症

◇透析患者さんの副甲状腺機能亢進症

　腎機能が低下すると血清リンの上昇，血清カルシウムの低下がみられ副甲状腺ホルモンが上昇し，二次性副甲状腺機能亢進症となります。透析している患者さんは程度の差はありますが，ほとんど副甲状腺機能亢進症の状態です。カルシウム，リンは骨組織に大量に存在しますので，二次性副甲状腺機能亢進症ではさまざまな骨の異常を引き起こし，腎性骨症のおもな原因となっています。

◇副甲状腺機能亢進症の出現機序

　腎臓はカルシウム，リンのバランスの維持にきわめて重要な臓器で，ビタミンDの活性化とリンの尿中への排泄という機能があります。腎不全によりビタミンDの活性化が障害されると腸管からのカルシウム吸収が減少し，低カルシウム血症をきたします。また，腎臓からのリン排泄が減少することにより高リン血症になります。低カルシウム血症，高リン血症は甲状腺の左右上下4箇所に存在する副甲状腺を刺激し，副甲状腺ホルモンの分泌を亢進させます。副甲状腺ホルモンは本来，骨に作用してカルシウムを上昇させ，腎臓に働いてリンの排泄を亢進させ，低カルシウム血症，高リン血症を改善していきます。しかし，腎不全では骨の副甲状腺ホルモンに対する応答性が不良であり，腎臓ではリン排泄能が廃絶しているため，低カルシウム血症，高リン血症が是正されず副甲状腺ホルモンがさらに上昇していきます。

　副甲状腺ホルモンの分泌が長期に続くと副甲状腺過形成が生じ，びまん性過形成から結節性過形成に進行します。こうなると大変大きな副甲状腺腫大

を呈します。その段階になると副甲状腺のカルシウムイオンやビタミン D に対する感受性が低下し，通常の内科的治療では管理できなくなります。

◇副甲状腺機能亢進症の目標値

　血清リンは 3.5〜6.0 mg/dl，血清カルシウムは 8.4〜10.0 mg/dl の間にあるように治療を行います。ただし，カルシウムの半分は蛋白質と結合し血清中に存在するので，低蛋白血症がある場合，みかけのカルシウム値は低下します。そのため，補正カルシウム値（測定カルシウム（mg/dl）＋（4-alb））を指標とします。

　副甲状腺ホルモンの測定はほぼ全長の副甲状腺ホルモン（PTH）をあらわすインタクト PTH が使用されることが多く，60〜180 pg/ml が目標値と

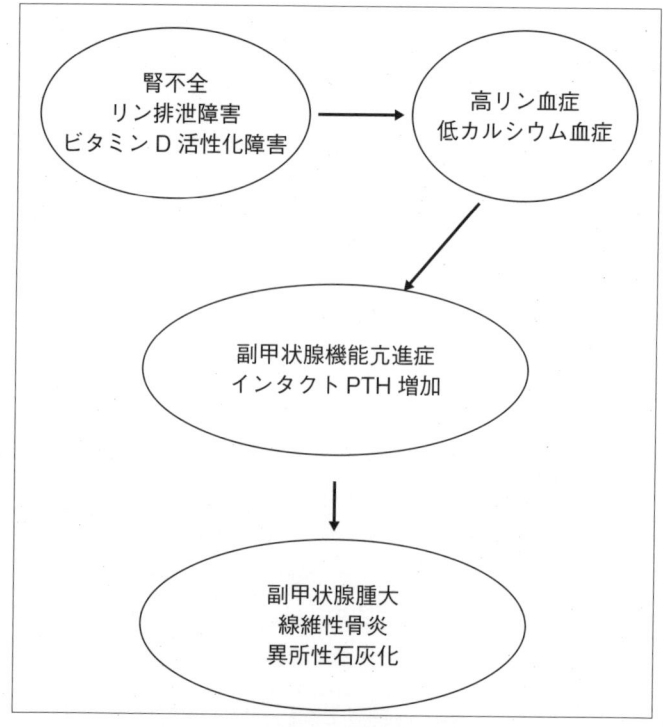

図16　副甲状腺機能亢進症

なります。

◇必要な検査法
　血液検査で，血清カルシウム，血清リン，インタクトPTHを測定し副甲状腺の機能を確認します。またアルカリホスファターゼ（ALP）は骨代謝が亢進しているときに上昇するため，定期的に測定します。ほかに必要に応じて全身骨X線撮影，骨塩定量などで骨の状態を確認し，頸部エコー，頸部CTで副甲状腺の腫大を検討します。

◇副甲状腺機能亢進症に伴う症状
　副甲状腺ホルモンの影響で骨吸収が亢進することにより骨塩量の減少をきたし，線維性骨炎とよばれる骨の変化を起こします。それにより骨や関節の痛み，骨折，骨格の変形をきたします。また軟部組織ではカルシウム塩が沈着する異所性石灰化を起こします。石灰化部位は局所の痛みを起こしますが，生命予後に関係するのは心血管系に対する石灰化です。血管が石灰化すると動脈の狭窄や閉塞をきたし，心筋梗塞や脳梗塞を引き起こします。心臓の弁が石灰化すると心弁膜症，心機能低下を起こします。
　また高リン血症や，治療による高カルシウム血症が加わると，皮膚のかゆみなどが生じます。

◇透析スタッフによる副甲状腺機能亢進症の予防方法
　高リン血症を是正するため，食事でのリン摂取について患者さんに指導していきます。炭酸カルシウム製剤，イオン交換樹脂製剤，炭酸ランタン製剤などのリン吸着薬の内服薬をきちんと使用することも重要です。リン吸着薬は食事中または食直後に内服しないと効果がありません。

表30　理想的なカルシウム・リン・インタクトPTH

カルシウム	8.4—10.0 mg/dl
リン	3.5—6.5 mg/dl
インタクトPTH	60—180 pg/ml

◇ドクターへ声をかけるタイミング
1. 骨や関節の痛みを訴えるようになった時。
2. 皮膚のかゆみを強く訴えるようになった時。
3. イライラ感を強く訴えるようになった時。

◇医師による副甲状腺機能亢進症の治療
　副甲状腺ホルモンの上昇を抑制するため，活性型ビタミンD製剤を内服薬や注射薬で補充します。検査値を見ながら容量の調節をします。高カルシウム血症になった場合はビタミンDの減量が必要になります。高リン血症に対しては，食事制限および十分な透析を行うとともにリン吸着薬の内服をします。副甲状腺が腫大し内科的な治療でも血清リン，血清カルシウム，副甲状腺ホルモンのコントロールがつかない場合，副甲状腺に対しエタノール注入療法や副甲状腺摘出術・自家移植術が行われます。副甲状腺に対するエタノール注入療法では，周囲組織の炎症を起こすことがあり注意が必要です。副甲状腺を摘出した場合，その一部は自家移植しますが，術後の急激な副甲状腺ホルモンの減少により，低カルシウム血症，低リン血症が引き起こされます。そのため術後はカルシウム製剤の静脈注射や炭酸カルシウム製剤の大量内服が必要となります。

◇使用する薬剤の特徴と副作用
　活性型ビタミンD製剤には内服薬ではアルファロール®，ロカルトロール®などがあります。それでも副甲状腺ホルモンが高い場合はオキサロール®，ロカルトロール®などの注射薬を透析時に使用します。カルシウム，リンが上昇する可能性があるため，血液検査の値に注意しながら投与量を調節します。またリン吸着薬は食事中のリンを吸着するため，食直後の内服が重要です。炭酸カルシウム製剤や，イオン交換樹脂製剤である塩酸セベラマー（レナジェル®，ホスブロック®），炭酸ランタン（ホスレノール®）などを使用します。悪心，嘔吐，便秘などの消化器症状が現れることがあるので注意します。
　最近，副甲状腺のカルシウム感知受容体に結合することにより，副甲状腺

ホルモンを抑制する新しい薬が発売され（シナカルセト（レグパラ®））効果が期待されています。低カルシウム血症や消化器系の副作用がみられます。

3. 透析患者にみられる合併症の管理と看護

3-13 心不全

◇透析患者さんの心不全
　透析療法の進歩とともに透析患者さんの長期生存が可能となってきました。ただ，現在でも透析患者の死因の第2位は心不全であり，心筋梗塞や脳血管疾患を含めると約40％を占める心血管系の合併症は透析患者の生命予後に深くかかわっているといえます。
　心不全とは心臓のポンプ機能が障害され，全身組織が必要とする酸素量に見合うだけの血液を送り出せない状態をいいます。全身の浮腫，肺うっ血を主な徴候とするためにうっ血性心不全ともいいます。

◇心不全の出現機序
　透析患者さんは尿量減少，もしくは無尿となっているため，体液量が過剰貯留しやすい傾向にあります。また，バスキュラーアクセスとして広く使用されている内シャントや，腎性貧血と呼ばれる慢性的な貧血状態も，心拍出量を増加させるため心臓に負担をかけます。このため，透析患者さんは潜在的に心不全の準備段階にあると考えておく必要があります。
　心不全の原因は主として体液量の過剰に以外にもさまざまな因子が直接的または間接的に関係します。

◇心不全の防止目標
　過度の高血圧状態をさけること。過度な体重増加を防ぐこと。心胸郭比（CTR）の増加を防ぐこと。この三つが最も基本的なことです。CTRとしては50以下にすることが第一目標であり，少なくとも55以下には維持しなけ

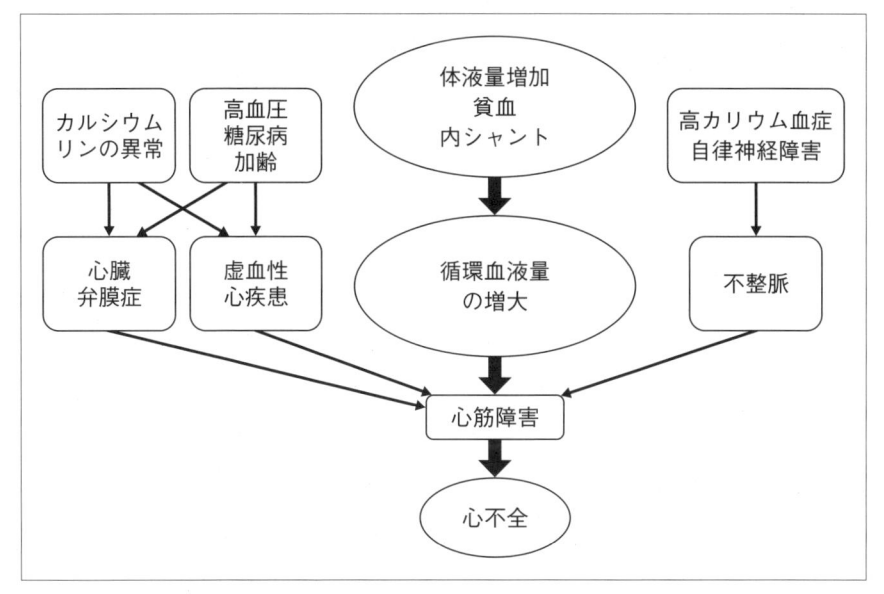

図17 心不全

ればなりません．最近では，心臓から産生されるホルモンである脳性ナトリウム利尿ホルモン（BNP）を参考にしている施設もあります．

◇必要な検査法

　胸部X線検査所見では，過剰な体液量を意味する心拡大が見られるため，CTRが拡大します．また胸水，肺野のうっ血などの所見もみられます（図18）．また，心電図にてST-T変化，異常Q波といった所見が見られることもあります（次章参照）．

　心臓超音波検査（UCG）では，心臓全体の形態，心臓の運動を把握することができるため有用な検査です．心嚢液貯留といった形態評価だけでなく，心機能の評価や，心筋，弁の運動を評価できます．

◇心不全の症状

　心不全の場合に出現する症状としては，息切れ，呼吸困難，動悸，胸部圧

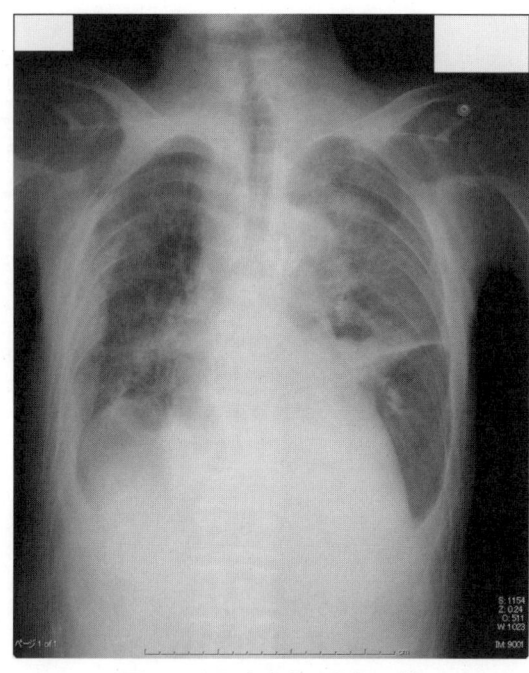

心拡大，両側胸水のほか肺野に葉間胸水もみられる

図18　心不全患者の胸部X線

迫感等が認められます。また起座呼吸も見逃してはいけない症状で"横になるとつらい"や"横になって眠れない"といった訴えには注意が必要です。他覚症状としては，体重増加，浮腫，頸動脈の怒張といった症状が認められます（表31）。

表31　心不全の自覚症状，他覚症状

自覚症状	易疲労感， 動悸，労作時の息切れ 胸部圧迫感，起座呼吸 呼吸困難，泡沫状血性痰	他覚症状	浮腫，体重増加 頸動脈怒張，起座呼吸 湿性ラ音，ギャロップリズム 頻脈，胸水，肺うっ血 血圧低下（透析低血圧） SpO_2低下

◇透析スタッフによる心不全の予防対策

　なんと言っても大事なのは，心不全を呈する前の段階で検出して治療を開始することが重要です。透析患者さんの心不全の予防に一番大切なのは，水分・塩分コントロールによりドライウエイトを維持・管理することです。定期的な血液透析で基準の体重まで除水することが重要ですが，透析中の血圧低下などで必ずしもうまくいかないこともあります。一般的にはドライウエイトの5%以下（中2日）に体重をコントロールするように指導しますが，厳守できない患者さんもいます。体重増加が多いと時間当たりの除水量が多くなり，そのぶん透析時の血圧低下を生じやすくなります。しかし，血圧低下を予防しようと除水不良の状態が続くと潜在的な心不全の状態から本格的な心不全を発症してしまうことになりかねません。

　ドライウエイトは一般に，「浮腫がなく，血圧が正常で心胸郭比（CTR）が50%以下で，それ以下の体液量では透析中の血圧が維持できない臨界域の体重」とされています。ドライウエイトの設定の仕方は2-2章を参照していただきたいのですが，気をつけなくてはならない点は，常に変動する可能性があるということです。たとえば，長期の入院や手術後・食欲低下で筋肉が落ちてやせてきているにもかかわらず，ドライウエイトをそのままにしていると体内の過剰水分が増加してしまい潜在的な心不全の状態を作ってしまいます。この場合ドライウエイトの再設定をしなくてはなりませんが，適切な栄養管理をしていくことも非常に重要です。

　本格的な心不全を予防するためには，いつも接している透析スタッフが生活状況をよく聴取し，傾聴するとともに，改善すべき点があれば改善に向けての指導を個々の患者ごとに行っていくことが重要です。

◇ドクターへ声をかけるタイミング

1. いつもより体重増加が著しく多い時。
2. 四肢，顔面に浮腫が強くなってきた時。
3. ドライウエイトに達しない場合が長期に認められる時。
4. 寝ると苦しい，夜横になって眠れないという訴えがある時。
5. 労作時に息切れが認められる時。

6. 長期に食欲低下が認められる時。

◇**医師による治療**
　透析患者の心不全は体液過剰があることが多いので，まず過剰体液の除去を行います。過剰体液を血液透析，限外濾過（ECUM）にて補正しながら，適正なドライウエイトを設定します。肺うっ血があり呼吸状態の悪い場合は，酸素投与を行いながら緊急に限外濾過を行うこともあります。また，水分・塩分摂取量の見直しも重要です。
　高度の貧血は心不全の増悪を助長するので，Hb が 10～11 g/dl になるように貧血を是正します。出血による急激な貧血の進行や，高度の貧血の場合は輸血を考慮しますが，慢性的な貧血の場合は状況に応じて鉄剤，エリスロポエチン製剤を投与します。
　高流量の内シャントは心機能が落ちている患者には負荷となります。内シャントの血流は，内シャント作成時に動脈と静脈をつないだ吻合径に依存します。著明に発達したシャントを持つ透析患者（シャント血流が 1000 ml/分以上）が，心不全の症状が強い場合はシャントを結紮して，吻合径の小さいシャントを作成しなおしたりする場合があります。
　腹膜透析は，低心機能の患者でも心臓に負担をかけずに行える透析方法なので，血液透析をしていて心不全を繰り返す患者さんに，腹膜透析への切り替えを行うこともあります。
　急激に発症した心不全の場合ドパミン，ドブタミンといったカテコラミンを注射で使用し，循環動態をサポートしてあげることがあります。慢性期にはジギタリス製剤なども使用しますが，透析患者さんの場合蓄積して中毒症状（腹部症状や不整脈など）を起こす場合があるので，通常量の半分の量を使用するといった注意が必要です。β遮断薬，アンジオテンシン受容体拮抗薬，アンジオテンシン変換酵素阻害薬なども心臓保護的作用のある薬剤として使用されます。

3. 透析患者にみられる合併症の管理と看護

3-14　虚血性心疾患

◇透析患者さんの虚血性心疾患

　虚血とは血流が不十分なため組織の酸素が欠乏している状態で，酸素の需要と供給のバランスが崩れることで生じます。虚血性心疾患は，心臓を栄養している冠動脈の血流低下が原因で，心筋が酸素不足に陥り，心筋に障害が発生し，心機能が低下する病態です。透析患者さんは非透析患者さんより虚血性心疾患が多いと言われています。

◇虚血性心疾患の発症機序

　冠動脈硬化による冠動脈の突然の閉塞により，心筋への血液供給が途絶え，心筋の一部が壊死してしまった状態が急性心筋梗塞であり，虚血が一過性で心筋が壊死しなかった状態が不安定狭心症とよばれます。最近はこの虚血が原因でおこる急性心筋梗塞と不安定狭心症をあわせて急性冠症候群（Acute coronary syndrome：ACS）と呼びます。一方坂道を上るといった労作にともなって胸部症状が発生し，安静にて改善するものを労作性狭心症といって区別します。

　透析患者さんの冠動脈硬化の原因は，一般的な動脈硬化以外に，動脈の石灰化が関与していると言われます。カルシウム，リン，副甲状腺ホルモンのコントロールが不良な場合に多くみられます。

◇虚血性心疾患の防止目標

　虚血性心疾患の危険因子は，高血圧，高脂血症，肥満，喫煙，糖尿病，ストレス，飲酒などであると言われます。透析患者さんにおいても，これらの

危険因子をできるだけ回避することが理想です。この他に、骨代謝関連のマーカーであるカルシウム、リン、副甲状腺ホルモンの調節をこまめに行い、冠動脈の石灰化を防ぐ必要があります。

◇必要な検査
①急性心筋梗塞

　典型的な急性心筋梗塞の場合、心電図のST部分が上昇するのが特徴です。この心電図変化は、責任冠動脈の還流部位（つまり、心臓のどの部分を栄養しているか）に一致した心電図誘導に認められます。たとえば下壁梗塞の場合Ⅱ、Ⅲ、aVFといった四肢誘導に変化が見られやすいですが、前壁梗塞の場合V₂～V₆といった胸部誘導でその変化が出現しやすいといわれています。ただこのST変化は典型的な変化ですが、出現までに発症2～6時間程度かかるといわれていますので、心電図変化がなければ急性心筋梗塞を否定できるわけではありません。症状や既往歴から疑わしい場合は、たとえば1時間後にもう一度心電図をとってみくらべるといった対応をするとよいでしょう。

　血液検査で急性心筋梗塞発症早期に上昇するマーカーはいくつか知られています。そのうち、トロポニンT（TnT）や心臓型脂肪酸結合蛋白（heart-type fatty acid binding protein：H-FABP）は心筋梗塞早期から上昇し、特異度が高い（つまり、検査が陽性のとき心筋梗塞である可能性が高い）ため有用です。また、TnTはTROP-T®として、H-FABPはラピチェック®として迅速診断キットが発売されており、採血した末梢血を1滴滴下することで、前者は10分、後者は15分で判定が可能であり診断に有用です。しかし、腎不全患者さんの場合TnT、H-FABPともに血中濃度が上昇していることがあるため、本検査のみで急性心筋梗塞の断定することは控えたほうがいいと考えられます。

　そのほか心筋梗塞時に有用で必要な検査として心エコー図があげられます。冠動脈の血流が途絶えることで、その血管が栄養していた部分の心臓壁の動きが悪く（もしくは動かなく）なります。その様子を観察することで診断材料とします。

　ただ何よりも大事なのは、心筋梗塞が疑われた患者さんには、モニター監

視下を行いながら，頻回にバイタルサインをチェックして，異常があれば医師に報告し，迅速に対応することが望まれます。

②労作性狭心症

労作性狭心症の場合，胸痛などの症状があるときに心電図をとりST変化（労作性狭心症の場合STは低下する）が認められれば診断に有用です。ただ，症状があるときに心電図が毎回取れるわけでもありませんので，診断のために各種負荷試験を行うことがあります。運動負荷心電図とはトレッドミル（いわゆるルームランナーのこと）にて徐々に運動強度を上げていきながら心電図の変化を観察する検査です。足腰がしっかりしている患者さんにしかできません。心臓核医学検査は，施行できる施設は限られますが，心エコーではわからない冠動脈の血流の評価にも有用です。シンチ，シンチグラムとも呼ばれます。特殊な放射性同位元素（核種）を体内に注射し，その分布の違いで心臓，冠動脈の評価を行います。運動負荷やジピリダモール（ペルサンチン®）負荷を行うことでより詳細な冠動脈の情報を得ることが可能となります。

透析患者における虚血性心疾患の診断と対策の流れを下記に示します。

～冠動脈造影（Coronary angiography；CAG）～

肘の動脈もしくは足の付け根の動脈（大腿動脈）から細い管（カテーテル）を挿入し，心臓を栄養している冠動脈に対して直接造影剤を使用して撮影する検査です。直接冠動脈を撮影することで，狭窄・閉塞部位を特定することが可能です。また，撮影にひき続いて，適応がある場合は経皮的冠動脈形成術（PCI）とよばれる，狭窄を広げてくる治療をおこなうことも可能です。

◇虚血性心疾患の症状

急性心筋梗塞の典型的な症状は，胸痛，胸部の締め付けられるような感じ，胸部の圧迫感などといわれています。しかし，のどのつまる感じや歯が痛いといった，耳鼻科・歯科的な訴えや，胸やけ，下痢，腹痛などの消化器症状や，背部痛・左肩の痛みといった整形外科的訴えをすることもあります。い

112　透析患者にみられる合併症の管理と看護

```
          狭心症状などにより虚血性心疾患の存在が示唆
          透析中や体液過剰時の胸部症状,
          透析中に出現する心電図変化や不整脈

   ┌─────────────┬─────────────┬─────────────┐
   低リスク患者      高リスク患者*     PCI または CABG 施行例
                                   不安定狭心症

              超音波心臓検査
              運動負荷心電図
              負荷心筋シンチグラム

          陰性 │        │ 陽性
              │        │
       リスク軽減療法    内科的治療    治療抵抗性   冠動脈造影
                     リスク軽減・是正
```

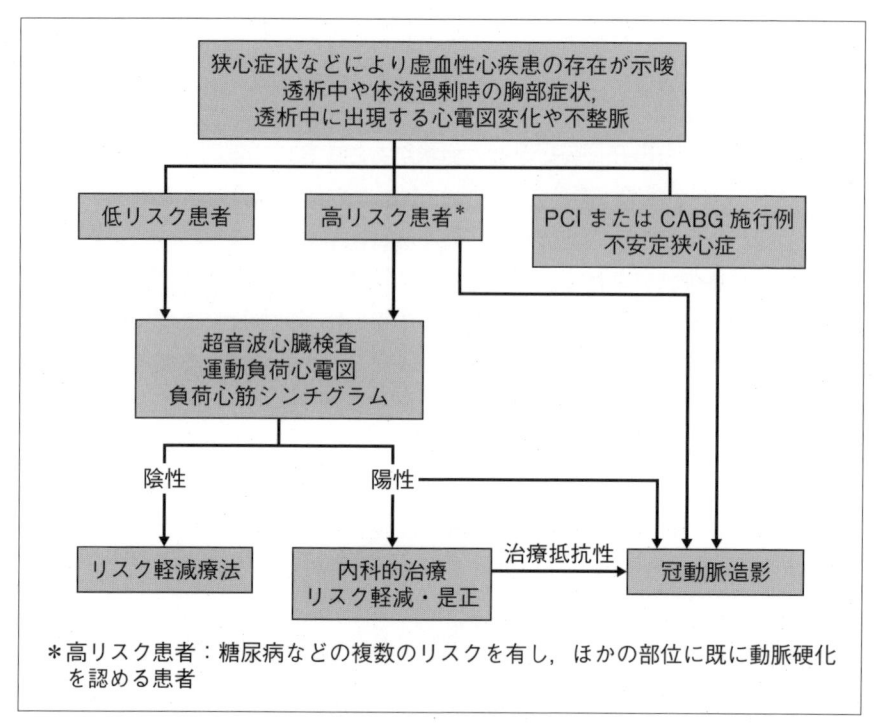

*高リスク患者：糖尿病などの複数のリスクを有し，ほかの部位に既に動脈硬化を認める患者

図 19　虚血性心疾患

ずれの症状にも共通することは持続時間の長さ（30 分以上続く，狭心症は 15 分以内に軽快）および，冷汗を伴うといった重篤感があることがあげられます。糖尿病患者さんや慢性腎臓病の患者さん（特に透析患者さん）では胸部痛を伴わない無痛性心筋虚血が多いことが特徴といわれています。無痛性心筋虚血の場合痛くないからといって安心できません。急激な心不全やショックを発症したり，不整脈が頻発したりする場合があり注意が必要です。

◇ドクターへ声をかけるタイミング

1. 急激な胸痛，不整脈，血圧低下といった急性心筋梗塞が疑われる時。
2. 最近狭心症の症状が出始めたり多くなった時。
3. 体液量過剰時に胸部症状が出現する，透析中に心電図変化，不整脈を認

める時。

◇医師による治療

　労作性狭心症の場合は，血栓形成予防にアスピリンの投与，発作時の硝酸薬の投与などが行われます。急性心筋梗塞，不安定狭心症が疑われる場合は，酸素吸入し静脈路を確保し，CCU のある施設への搬送が必要です。状態を見ながら冠動脈造影を行い，以下の経皮的冠動脈造影，冠動脈バイパス術が考慮されます。

　急性心筋梗塞を疑って冠動脈造影を行い，血流が途絶えている部位がはっきりした場合以下の治療が考慮されます。また，狭心症状を訴えている患者や心機能の低下している患者さんに冠動脈造影を行い，狭窄が症状の原因と考えられる場合にも以下の治療が考慮されます。いずれの治療も循環器と透析の医師との綿密な連携が必要です。

①経皮的冠動脈形成術：PCI

　足のつけねの動脈や，肘の動脈からカテーテルと呼ばれる細い管を挿入し，狭くなっている冠動脈に通します。前述した冠動脈造影検査（CAG）で確認した狭窄部にカテーテルを通して，狭窄部をバルーンと呼ばれる風船を膨らませて狭窄を解除します。そのままでは再度狭窄してしまう可能性が高いので，ステントと呼ばれる網の目チューブをバルーンで広げたところにおいてきます。最近では薬剤溶出性ステント（DES）と呼ばれる，特殊な薬剤を塗ったステントで再狭窄を予防するステントも使用され始めています。

　PCI は手術よりも患者さんの負担が少ない点，検査と治療が同じ時間で行えるなどの有効性がありますが，病変が広い場合や，3 枝病変の場合（右冠動脈，左冠動脈の前下行枝，左冠動脈の回旋枝の 3 本，主要な冠動脈この 3 本の枝すべてに病変がある場合を 3 枝病変という）は下記の手術も考慮します。

②冠動脈バイパス術（CABG）

　手術にて狭くなった冠動脈の末梢に他からの血管をつなぎ，血流を改善させる手術です。病変が長く PCI が難しい場合や，複数の病変がある場合に考慮されます。以前はいったん心臓をとめて人工心肺装置につなぎながら手

術が行われていましたが，最近は人工心肺を使用しないCABG（off pump CABG）が主流となりつつあり，手術成績が向上しています．

3. 透析患者にみられる合併症の管理と看護

3-15 腹痛と便秘

◇透析患者さんの腹痛

　腹痛はよく遭遇する症状ですが，軽症で経過観察や対症療法で済むものから，急性腹症とし放置することのできない重篤なものまであり，性状，部位，発症様式，増悪因子，合併する症状，などから原因となる疾患を推測し，必要時にはすぐに検査・治療が必要になります。

　また，透析患者における腹痛の鑑別の際には，透析療法と関わりが深い腹痛があることを念頭に置くことも診断の一助となります。

◇腹痛の出現機序
①消化管出血

　透析患者さんは虚血性心疾患，脳梗塞，慢性動脈閉塞症など心血管系の合併症を伴っており，抗血小板薬や抗凝固薬を内服していることがあります。それらに加え，透析時のストレス，NSAIDの内服などが消化管出血の誘因になると考えられます。

表32　透析関連腹痛

消化管出血（胃潰瘍，十二指腸潰瘍，急性胃粘膜下病変，腸管毛細血管拡張症）
腸管血流障害（腹部アンギーナ，虚血性腸炎，非閉塞性腸管虚血症：NOMI，急性腸管膜動脈閉塞症）
〈透析関連以外の腹痛〉
急性胃腸炎，急性虫垂炎，腸閉塞，便秘，腸管穿孔，胆石症，急性膵炎，腎・尿路結石，腎盂腎炎，腫瘍，
急性心筋梗塞，肺梗塞，大動脈破裂・解離，婦人科疾患など

② 腸管血流障害

　透析時の除水に伴い循環血液量の低下が起こることや動脈硬化の存在などにより，腸への血流障害が生じやすく，場合によっては腸の虚血性病変として発症します。透析中の特徴的な腹痛で，通常透析開始後2〜3時間で発症し，除水に伴う循環血液量の低下の結果起こる腹痛を腹部アンギーナといい，循環動態の改善で症状は治まることが多いです。

③ その他

　腹痛は消化器疾患が原因のことが多いが，透析患者では多彩な血管病変も予測され，心筋梗塞や大動脈病変など胸腔内臓器に伴うものも考慮します。

◇腹痛の症状

　腹痛は，いつどんなときにどこが痛くなるのか，腹痛のほかに嘔吐・下痢・発熱・吐血・下血などの症状は合併していないか，といったことを確認します。

◇必要な検査法

　腹痛がある場合は，まず，問診・触診・聴診を行います。腹痛がひどい場合や，診察上触診で筋性防御があるなど重篤な疾患が予測される場合には，血液検査，腹部単純X線，腹部エコーなどを考慮します。原因がはっきりしない際には腹部（単純・造影）CTを行います。また，出血性病変が疑われる際には便潜血検査や上部消化管内視鏡・下部消化管内視鏡を考慮します。

◇透析スタッフによる予防方法

　あらかじめ患者さんに症状の特徴を話しておくことは大切です。また，NSAIDや抗血小板薬・抗凝固薬が処方されている患者さんは把握しておき，腹痛や下血などがないか気を配ることも大切です。透析中の腹痛の場合には，まずバイタルサインをチェックや身体診察，除水の中止・生食の注入を行い，ドクターに連絡します。

◇ドクターへ声をかけるタイミング

1. 透析中の腹痛で透析継続の有無の判断が必要な時。
2. 吐血，下血を合併している時。
3. 発熱があるとき，筋性防御や反跳圧痛など腹膜炎を疑わせる所見がある時。
4. 腹痛の程度がひどい時，新規の腹痛のとき，いつもとは違った腹痛の時。

◇医師による治療

　前述のように腹痛の原因は多岐にわたり治療はその原因疾患により異なります。

　透析中の腹痛の場合，まずバイタルサインをチェックし透析継続の有無を決定します。腹部アンギーナを疑う際には，除水を中止したり生理食塩水を注入したりして，循環動態を安定させます。鎮痛薬の投与でも症状が持続する場合は，透析中止を考慮します。診察・血液検査・各種画像検査などでさらなる検査や治療を考慮します。

　消化管出血が疑われる場合は，ショックの場合は輸血も考慮しつつ，内視鏡や血管造影などを行い出血源が明らかな場合は止血術を，止血困難な場合には外科的処置も考慮します。胃潰瘍・十二指腸潰瘍などの場合は絶食・プロトンポンプ阻害薬や胃粘膜保護薬の内服を行います。

　腹部所見で筋性防御や反跳圧痛を認める場合は汎発性腹膜炎（消化管穿孔，腸閉塞，腸管壊死などが原因として考えられる）として緊急手術の適応となります。壊死した腸管切除を余儀なくされた場合にはエンドトキシンショックへの対応として PMX（エンドトキシン吸着），循環動態の安定化 CHDF（持続血液透析濾過）を考慮します。

◇透析患者さんの便秘

　透析患者さんは排便異常を認めることが多いです。便秘は患者さんの QOL を低下させ，また，便秘の際には腸内容物貯留による体重増加から過除水による循環不全が起きたり，排便異常による自律神経障害が透析時低血圧に関連する場合もあり，便秘の改善は維持透析の継続に重要と言えます。

◇便秘の出現機序

透析患者さんは，水分制限や透析時の除水により慢性的な脱水傾向にあること，カリウム制限のため野菜や果物の摂取が少なく食物繊維不足であること，リン吸着薬やカリウム吸着薬の内服による便秘の副作用があること，運動不足や長期臥床による腸管蠕動の低下，尿毒症による腸内細菌バランスの乱れ，脳梗塞や糖尿病などによる神経障害，透析中の便意の抑制，といった便秘になりやすい多数の特有の誘因を持ち合わせています。

◇便秘の症状

便秘とは，排便回数の減少や排便量の低下により大腸内に宿便のたまった状態で，腹部膨満感や腹痛などの不快感を伴うことが多い状態とされます。しかし，個人差が大きく排便回数が少なくても症状が出ない人もいるなど本人の訴えによるところが大きいです。

◇必要な検査

便秘は上記のような誘因によって透析患者さんでは起きやすくなっていますが，ほかに器質的疾患（大腸腫瘍，腸閉塞など），腹部臓器からの影響，全身疾患にともなうもの，などが原因となる場合もあり，その場合は検便，各種画像検査（超音波，CT，注腸造影，大腸内視鏡，血管造影など）や血液検査を考慮します。

◇透析スタッフによる予防方法

①食事に関するアドバイス

規則正しい食習慣をつけること制限食の範囲内ではありますが，食物繊維（便の量を増やし大腸を刺激する：寒天，ひじきなどの海藻類など…高K血症に注意），糖質（便を軟らかくする：蜂蜜，水飴など…糖尿病に注意），乳酸菌（整腸作用がある：ヨーグルトなど…高リン血症に注意），脂肪（大腸運動を亢進する…脂質異常症に注意）などの摂取を勧めます。

②生活に関するアドバイス

規則正しい生活習慣（睡眠など）・排便習慣をつけること，毎日決まった

時間にトイレに行くこと，便意を抑えすぎないように透析前日の下剤を調節すること，適度な運動を行うこと，おなかを時計方向にマッサージすることなどを勧めます。

◇ドクターへ声をかけるタイミング
5. 便秘が続く時。
6. 栄養士の介入が必要な時。
7. 催便秘薬を他薬に変更できないか相談する時。
8. 便秘による合併症が見られる時（痔，肛門出血，腹痛など）。

◇医師による治療
便秘の原因・誘因を考慮しつつ，食習慣，生活習慣，排便習慣を整えることが基本となるが，それでも改善がない時は薬物治療が必要になります。

◇薬剤と副作用
①浸透圧性下剤
大腸から吸収されない浸透圧性物質を投与し，大腸での水分吸収を抑制することで，便に十分な水分を保たせる働きをする。
塩類下剤：硫酸マグネシウム，酸化マグネシウム，マグラックス®など
糖類下剤：D-ソルビトール，モニラック®，ラクツロース®など
〈副作用〉塩類下剤は透析患者では高 Mg 血症に注意が必要，また，D-ソルビトールとカリメートの併用で大腸穿孔の報告があり注意を要します。

②刺激性下剤
腸粘膜や腸管神経叢を刺激することで，大腸の蠕動運動を高め，便排泄を促進させる薬剤。
ラキソベロン®，アジャストA®，ヨーデルS®，プルゼニド®，アローゼン®など
〈副作用〉連続投与では習慣性を生じる可能性があります。

③坐剤
直腸を直接刺激して排便反射を誘発させます。

新レシカルボン®，テレミンソフト®など
これでも改善ない場合は浣腸や摘便が考慮されます。

3. 透析患者にみられる合併症の管理と看護

3-16 出血性胃腸障害

◇透析患者さんの出血性胃腸障害
　前項のように透析患者さんは,血管系の合併症に対する抗血小板薬・抗凝固薬の内服や,透析時のストレス・抗凝固薬,NSAID の内服などといった誘因により急性胃粘膜障害・胃潰瘍などの消化管出血が,また除水や動脈硬化の存在などにより起こる,腸への血流障害・虚血性病変からの下血といった出血性胃腸障害が認められることがあります。

◇出血性胃腸障害の出現機序
①胃潰瘍,十二指腸潰瘍
　原因としてはピロリ菌感染と薬剤性によるものが大半を占めます。薬剤によるものとしては,NSAID が最も多いですが,他にステロイド,抗血小板薬なども考えられます。NSAID が胃粘膜防御機構を調節しているプロスタグランジンの合成を阻害することが NSAID 潰瘍の主要な機序です。
②胃前底部毛細血管拡張症 (gastric antral vascular ectasia:GAVE)
　内視鏡的に胃前底部に局在する毛細血管拡張を特徴とするものです。基礎疾患として慢性腎不全や肝硬変の合併例が多いとされます。自覚症状に乏しいのですが,慢性の出血から高度の貧血に陥ることもあります。
③虚血性腸炎
　腸管の虚血に基づく粘膜の変化が原因で出血をきたします。透析患者さんは動脈硬化性病変を持ち合わせていることが多く,血栓・塞栓などで上腸管膜動脈の閉塞やそれより細い腸管膜血管の閉塞により腸管の虚血が生じます。また,透析患者さんでは過剰除水などが引き金になり腸管への血流障害が起

きることによって腸管の虚血が生じる，非閉塞性腸管梗塞症（nonocclusive mesenteric ischemia：NOMI）の頻度も高いとされます。

④アンジオディスプラジア

透析患者さんに比較的多く認められる小腸・大腸の病変です。この病変は粘膜の正常静脈と毛細血管の拡張からなる数mm大の微細な限局性血管病変です。大量下血の原因になることもありますが，出血は断続的で出血源の同定に難渋することが多いです。

◇出血性胃腸障害の症状

上部消化管からの出血の場合，腹痛・吐血・タール便などが，下部消化管からの出血の場合，腹痛・下血・新鮮血血便などがみられます。出血の程度がひどい場合には，貧血症状・ショック症状が出現します。潰瘍の穿孔や虚血性腸炎で腸管壊死に陥った場合などには腹膜炎を疑わせる所見に注意が必要です。

◇必要な検査

出血が明らかでない場合は便潜血反応で消化管出血の確認をします。吐血や下血など確実に出血がある場合は血液検査で貧血の程度をチェックします。ただし，出血直後ではHbは低下しないことが多いので注意が必要です。出血源の同定のためには上部消化管内視鏡，下部消化管内視鏡が考慮されます。小腸出血など一部の消化管出血は内視鏡での出血源同定が困難です。その場合，腹部CT，出血シンチ，血管造影なども考慮されます。

◇透析スタッフによる予防方法

出血の誘因となりうる薬剤を内服していないか（他科処方を含め），ストレスはないか，動脈硬化性病変はないか，など患者の情報を把握し，ストレスの軽減や動脈硬化の進展を抑える指導（食事など）をすることは大切です。また，虚血性腸炎の予防としては過剰除水にならないように，ドライウエイトの適正設定，血圧低下を起こさない透析，週4回の追加透析などを考慮します。

◇ドクターへ声をかけるタイミング
1. 腹痛や吐血・下血がある時。
2. 貧血が進行している時。

◇医師による出血性胃腸障害の治療
　ピロリ菌陽性の場合には，除菌療法を行います。また，薬剤性である場合，可能であれば薬剤の中止を考慮します。中止できない場合は，プロスタグランジン製剤やプロトンポンプ阻害薬などの投与を行います。透析患者さんにおける潰瘍治療薬使用時の注意として，H_2受容体拮抗薬は腎排泄性であるため使用時は減量が必要であること，また一部の制酸薬や粘膜保護薬にはアルミニウムやマグネシウムが含まれているので透析患者さんでは蓄積をきたす可能性があること，が挙げられます。

①胃前底部毛細血管拡張症（gastric antral vascular ectasia：GAVE）
　慢性持続性に出血を認める場合は内視鏡治療の適応となり，エタノール局注療法，ヒータープローブ法，アルゴンプラズマ凝固法，マイクロ波凝固法などが行われます。

②虚血性腸炎
　虚血部が限局性の場合絶食・輸液などの保存療法で改善することもありますが，虚血部が広範囲で腸管壊死に陥った場合，汎発性腹膜炎として緊急手術（壊死腸管切除）となります。また術後はPMX（エンドトキシン吸着）も考慮されます。

③アンジオディスプラジア
　出血源が同定できれば，アルゴンプラズマ凝固法が有用です。薬物治療としてはステロイド薬，エストロゲン・プロゲステロン療法などがあります。

3. 透析患者にみられる合併症の管理と看護

3-17　後天性腎嚢胞

◇透析患者さんの後天性腎嚢胞

　透析を開始して数年後，既に機能廃絶し萎縮していた腎臓に多数の嚢胞が発生する病態です。先天性腎嚢胞とは異なり遺伝的な疾患ではありません。嚢胞自体は大きくなっても出血しない限り臨床的にはあまり問題はありません。しかし腎細胞癌の発生母地となり，定期的に腎細胞癌の発生がないのか精査する必要があります。

◇後天性腎嚢胞の出現機序

　慢性糸球体腎炎などにより慢性腎不全をきたし透析導入した場合，導入時に通常は腎萎縮が認められますが，その後変性した尿細管上皮を母体として徐々に嚢胞形成が進み腎腫大をきたします。後天性腎嚢胞は透析導入後に発生しますが，慢性腎不全の原因にはなりません。先天性腎嚢胞との違いは，遺伝性がないこと，肝臓には嚢胞形成がないことなどが挙げられます。

　後天性腎嚢胞は長期透析患者さんにはほぼ必発で，透析歴3年以上で80％，10年以上では90％以上もの患者さんに発症をみます。

◇必要な検査法

　後天性腎嚢胞の発生を予見する特異的な血液検査マーカーはありません。腹部超音波検査や腹部CTにより，後天性腎嚢胞の局在を確認します。後天性腎嚢胞の画像所見の特徴として，萎縮腎の中に大小さまざまな嚢胞が形成され，ぶどうの房のように見えます。内部の濃度は濃淡さまざまです。腎細胞癌のスクリーニングが必要であり，腎実質部位と同じ濃度に見える部位が

表33 先天性腎嚢胞と後天性腎嚢胞の比較

	先天性腎嚢胞	後天性腎嚢胞
遺伝性	常染色体優性	なし
肉眼的血尿	あり	あり
嚢胞感染	あり	あり
肝嚢胞	あり	なし
腎細胞癌	まれ	あり
脳動脈瘤	あり	なし
発症時期	思春期以降	透析導入後

あれば疑われます。腎細胞癌の診断には，造影剤を使用したダイナミックCTで精査することが必要です。画像検査はできるだけ定期的に行うことが必要です。

◇後天性腎嚢胞に伴う症状

後天性腎嚢胞は透析導入後3年以上経過した患者さんにはみられるようになると言われています。透析導入後，嚢胞は徐々に大きくなっていきますが，先天性腎嚢胞と異なり，嚢胞が巨大となり腹部の圧迫症状を呈することはありません。平時は無症状ですが，嚢胞破裂を起こした場合は，腹痛，背部痛，肉眼的血尿などが出現します。嚢胞破裂が後腹膜血腫にまで至った場合は，大量の出血が原因となり，腰痛，側腹部痛などの症状以外に貧血の進行，血圧低下を呈することもあります。嚢胞内感染おこすと，嚢胞感染と言って，発熱の原因となります。なかなか抗菌薬も効かず，治療に時間がかかることがあります。

腎細胞癌が発生した場合でも，症状がないことが一般的です。腎細胞癌からの出血もあります。嚢胞からの出血と鑑別が必要です。時に，腎細胞癌が全身に転移することもあります。

◇透析スタッフによる後天性腎嚢胞の予防方法

残念ながら，予防する方法はありません。大事なことは，嚢胞出血，嚢胞

内感染などの症状がはっきりしないことです。疑わしい症状があった場合は直ぐに対処します。また，時々腹部 CT などで，腎細胞癌の発生がないかチェックすることが重要です。

　また血尿などの自覚症状も，囊胞からの出血や，後天性腎囊胞を発生母地とした腎細胞癌を疑わせるものです。症状を認めたときには早めに腹部 CT などの検査を行うようにしましょう。

◇ドクターへ声をかけるタイミング
1. 肉眼的血尿があり，腹部や背部に疼痛などの自覚症状ある時。
2. 原因不明の発熱が持続する時。

◇**医師による後天性腎囊胞の治療**
　後天性腎囊胞があるというだけでは特別な治療はありません。後腹膜出血や，肉眼的血尿のために貧血が進行する場合は，輸血やエリスロポエチン製剤の増量を考慮します。囊胞感染を起こしている場合は，抗菌薬を使用します。通常は内服薬では効果がなく，入院して点滴による抗菌薬の使用が必要となります。長期に使用しないと感染を抑制することはできません。

　囊胞出血や囊胞感染を何度も繰り返し，内科的にコントロールできない場合には，腎摘出術の適応となります。これは，きわめてまれな対応です。後天性腎囊胞を発生母地として発生した腎細胞癌がみつかれば，腎摘出術の絶対適応になります。無症状であるうちに可能な限り早期に腎摘出術を行うことが必要です。

3. 透析患者にみられる合併症の管理と看護

3-18 泌尿器科的疾患

◇**透析患者さんの泌尿器科的疾患**

　透析患者さんにみられる泌尿器科的疾患として，前章の後天性腎囊胞以外に，尿路感染症，悪性腫瘍，尿路結石などが見られます．透析患者さんは一般的に尿量が少ないか全く見られないため，泌尿器科的疾患は，突然出現する血尿，膿尿，排尿痛，排尿障害などで発見されることになります．定期的な検尿による発見は難しくなります．つまり，泌尿器科的疾患の発見が遅れる可能性があります．

◇**泌尿器科的疾患の出現機序**

　排尿が認められなくとも，腎，尿路，膀胱，前立腺などは機能しています．透析導入後は，腎，膀胱などの組織は萎縮してしまいますが，尿路や前立腺などは比較的そのまま組織構造が維持されています．したがって，透析患者さんは非透析患者さんと同じような泌尿器科的疾患を呈します．近年，泌尿器科領域の悪性腫瘍は増加しています．透析患者さんでは，一般人よりも腎細胞癌の発症頻度が高く，膀胱癌，前立腺癌の発症も議論はありますが，やや高い傾向があると言われています．

◇**必要な検査法**

　必要な検査は，疑われる疾患により多少異なりますが，尿検査が可能であれば尿検査を行い，これが不可能であれば，画像検査を中心に行います．患者さんが拒否しなければ，膀胱を生理食塩水で洗浄してその洗浄液を培養あるいは細胞診に提出することも一つの方法です．悪性腫瘍では，PETの装

表34　泌尿器科的疾患と検査方法

尿路感染：尿培養，血液培養，腹部CT，腹部エコー，血算，CRP
悪性腫瘍：尿細胞診，腹部CT，腹部エコー，膀胱鏡，PET，PSA（前立腺癌マーカー）
尿路結石：腹部CT，腹部エコー

置がある病院ではこれを利用することもできます。

◇泌尿器科的疾患に伴う症状

次に示すような症状があった場合は，泌尿器科的疾患が疑われます。表35にまとめました。

表35　泌尿器科的疾患が疑われる症状

血尿：腎囊胞破裂，尿路系腫瘍，尿路結石
膿尿：膀胱炎，前立腺炎
排尿痛：尿路結石，尿道炎
排尿障害：尿路結石，神経因性膀胱
腹痛・背部痛：尿路結石，腎囊胞破裂

◇透析スタッフによる泌尿器科的疾患の予防方法

排尿された尿の色，性状を患者さん自身で確認する習慣を指導します。異常がある場合は，すぐに透析スタッフに伝えるように指導することも重要です。

◇ドクターへ声をかけるタイミング

1. 肉眼的血尿，膿尿が出現した時。
2. 下腹部，下部背部に疼痛が見られる時。
3. 不明の発熱が持続する時。

◇医師による泌尿器科的疾患の治療

内科的治療としては，血尿があった場合は，止血薬内服，抗凝固薬・抗血

小板薬の減量あるいは中止を行います．凝血塊により二次的尿路感染症が起こることがありますが，炎症所見が認められる場合には抗菌薬を使用します．疼痛がある場合には，NSAID を使用します．血尿が強く，凝血塊が膀胱あるいは尿道内を閉塞した場合には，カテーテル挿入により膀胱洗浄を行います．

　腎癌，膀胱癌，前立腺癌などの悪性腫瘍によるものの場合は手術適応があります．その場合，泌尿器科医の診断により手術を受けることになります．また，尿路結石が原因で疼痛や発熱を繰り返し出現する場合にも，手術適応があります．ただし，透析患者さんは尿が大量に出ることはないため，電気的体外衝撃波による結石破砕術は適応にはならず，開腹手術により結石を除去することになります．

3. 透析患者にみられる合併症の管理と看護

3-19 関節痛・関節変形

◇透析患者さんの関節痛・関節変形

透析患者さんの関節痛・関節変形は，多関節型と単関節型があります。高齢者の多い透析患者さんの中には，関節痛を訴える人は多く，これが，加齢によるものなのか，透析あるいは全身性疾患，整形外科的疾患によるものなのか鑑別をする必要があります。

◇関節痛・関節変形の出現機序

多関節型は，透析アミロイド症によるものが多く，二次性副甲状腺機能亢進症が顕著に悪化している場合にも多関節痛がみられます。鑑別すべきものとして，関節リウマチがあります。ただし，透析導入後に関節リウマチになる患者さんはまれです。単関節型は，異所性石灰化による関節痛が透析患者独特のものとしてみられます。一般的疾患としては，変形性関節症，化膿性関節炎，痛風，偽痛風などが挙げられます。

◇関節痛・関節変形の防止目標

防止すること難しい疾患ですが，早期診断による症状悪化を防止することが重要です。

◇必要な検査法

透析アミロイド症による関節痛・関節変形であることを証明する特異的な検査法は正直言ってありません。特徴的な骨関節の画像診断 76 頁が参考になります。二次性副甲状腺機能亢進，関節リウマチに伴う関節症状であれば，

インタクトPTH, 血清学的指標などが役に立ちます。単関節の障害を呈する疾患の場合は, 正確な診断を下すためには, X線検査や関節液の検査が必要となります。

◇関節痛・関節変形の症状

透析アミロイド症の症状に関しては, 3-7 (74頁) に記載しましたので参照ください。二次性副甲状腺機能亢進症では, インタクトPTHの上昇以外にカルシウム, リンの値が著しく上昇します。

関節リウマチの場合は, 手のMP関節, PIP関節などを中心に, 左右対称的に症状が出現することが特徴です。また, 朝のこわばりと呼ばれる関節症状も特徴です。

単関節障害の疾患では, それぞれ症状が出やすい関節があります。異所性石灰化では, 石灰沈着のある関節の腫脹が特徴です。肩関節に高頻度にみられます。変形性関節症では, 膝関節に症状が最も出やすい傾向があります。感染性関節炎では, 四肢の関節と脊椎関節が罹患することが一般的です。痛風は, 下肢の関節, 特に足指あるいは足関節に腫脹, 発赤と疼痛が出現します。偽痛風は膝関節に症状が出やすく, 強い疼痛を伴います。透析患者さんには比較的よくみられる関節疾患です。

◇透析スタッフによる関節痛・関節変形の予防方法

症状出現早期に鑑別診断が必要であり, 悪化しないように, 医師と相談して対応することが重要です。

表36 単関節障害鑑別のための検査と特徴的所見

異所性石灰化	X線検査	関節周囲の石灰化像
変形性関節症	X線検査	骨・軟骨の変形像
感染性関節炎	関節穿刺	関節液培養・細菌の証明
痛風	尿酸上昇	臨床症状から判断
偽痛風	関節穿刺	ピロリン酸カルシウム結晶の確認

◇ドクターへ声をかけるタイミング
1. 突然，歩行する姿勢がおかしい時。
2. 透析中に関節痛が強くなり，我慢できないという訴えがある時。
3. 疼痛のある関節に腫脹，発赤，発熱などの炎症性変化が強い時。
4. CRP が上昇している時。

◇医師による関節痛・関節変形の治療
　透析アミロイド症に対する治療は 3-7（77 頁）を参照ください。関節リウマチに対する治療では，NSAID とステロイド薬内服が基本的治療です。最近では，生物学的製剤と言われる抗体製剤も使用されます。
　変形性関節症に対しては，NSAID の内服でまず対応しますが，変形が強く強い疼痛のために日常生活に支障がある場合は，手術による人工関節置換などが行われます。感染性関節炎では，抗菌薬の使用がなされます。結核が透析患者さんでは感染性関節炎の原因となることもあり注意が必要です。痛風では，NSAID を使用し，血中尿酸レベルを低下させるためにアロブリノール（ザイロリック®）の服用を行います。偽痛風に対しては，ステロイド薬の使用と十分な透析治療を行います。

3. 透析患者にみられる合併症の管理と看護

3-20　脊椎疾患

◇**透析患者さんの脊椎疾患**

　透析患者さんの脊椎疾患は，脊髄神経障害が出現してきた場合は，緊急的治療を要します。透析患者さんの高齢化と長期透析患者さんの増加により脊椎疾患は増加しています。整形外科的手術を受けて手術が成功すれば症状が改善します。しかし，高齢化かつ長期透析患者の場合，術後の回復が必ずしもよいとは言えないこともしばしばあります。

◇**脊椎疾患の出現機序**

　幾つかの原因疾患が挙げられます。透析アミロイド症による破壊性脊椎関節症，脊柱管狭窄が透析患者さんにみられる独特な脊椎疾患です。この他に，変形性脊椎症，化膿性脊椎炎，椎体圧迫骨折などが主たる脊椎疾患です。まれですが，脊髄腫瘍，転移性脊椎腫瘍，脊髄梗塞などがみられることもあります。

　鑑別しなければならないのは，高カリウム血症による神経障害です。高カリウム血症が著しい場合は，手足の脱力感が強く，歩行障害などを訴えます。脊髄疾患と間違えることがあります。

◇**脊椎疾患の防止目標**

　防止すること難しい疾患ですが，下肢，上肢の神経障害がある時は，画像検査による早期発見が重要です。特に，歩行障害が進行する場合は，脊椎疾患が悪化している可能性があり，早期に診断が必要です。

表37 脊椎疾患の鑑別検査と特徴的所見

	検査法	特徴的所見
破壊性脊椎関節症	X線写真	頸椎，腰椎の変形
脊柱管狭窄	CT, MRI	脊髄圧迫所見
変形性脊椎症	X線写真	骨棘形成
化膿性脊椎炎	CT, MRI	脊髄周囲の膿瘍蓄積
椎体圧迫骨折	X線写真	骨粗鬆症所見
脊髄腫瘍	CT, MRI	腫瘍の確認
転移性脊椎腫瘍	X線写真，CT	腫瘍の確認
脊髄梗塞	CT	血管造影

◇必要な検査法

単純に脊椎のX線写真で診断がつく疾患と，造影剤を使用したCT，MRIが必要な場合があります。最近は，透析患者さんでは，MRI造影剤による重篤な皮膚障害（腎性全身性線維症NSF/腎性線維化性皮膚症NFD）がみられることから，MRI造影剤は必要不可欠な場合以外は使用しないのが基本です。

◇脊椎疾患の症状

表38に示すような症状が四肢，体幹に出現する。頸椎，胸椎，腰椎など障害部位により，神経症状の出現箇所は異なります。

◇透析スタッフによる脊椎疾患の予防方法

症状出現早期に鑑別診断が必要であり，悪化しないように，医師と相談して対応することが重要です。

◇ドクターへ声をかけるタイミング
1. 徐々に四肢の神経障害が進行する時。
2. 歩行障害が進行している時。
3. 脊椎の一定部位の疼痛が顕著である時。

表 38　脊椎疾患の症状

疾患	症状
破壊性脊椎関節症	四肢のしびれ，麻痺
脊柱管狭窄	四肢の疼痛，しびれ，麻痺
変形性脊椎症	頸部痛，腰痛，四肢の疼痛，しびれ，
化膿性脊椎炎	発熱，感染部位レベル以下の神経障害
椎体圧迫骨折	骨折部の疼痛
脊髄腫瘍	疼痛，腫瘍存在レベル以下の神経障害
転移性脊椎腫瘍	疼痛，腫瘍存在レベル以下の神経障害
脊髄梗塞	横断性麻痺

◇医師による脊椎疾患の治療

　脊椎疾患が悪化した場合は，ほとんどの疾患において，脊髄の神経障害の進行を防ぐために整形外科的治療が必要となります。どのタイミングで手術を行うか，整形外科の主治医と緊密な連絡を取りながら決定することが必要です。神経障害の進行が速い場合は，緊急手術となることもあります。

3. 透析患者にみられる合併症の管理と看護

3-21　搔痒症

◇**透析患者さんの搔痒症**

　透析患者さんの痒みは頻度の高い透析合併症であり，60〜70％の頻度でみられます。日常生活の上で非常に悩まされる合併症の一つであり，睡眠障害にも関連し，適切な対策が必要となります。

◇**搔痒症の出現機序**

　透析患者さんの搔痒症の原因には，**表39**に示すように皮膚所見のあるタイプと，皮疹など皮膚所見のないタイプがあります。前者は，ヘパリン，内服薬，消毒薬，回路固定用テープなど透析に関連するとも言われます。原因がなく，二次的な搔爬や湿疹などを除き発疹がみられない場合は，尿毒症性皮膚搔痒症を疑います。他，肝・胆道系疾患，内分泌代謝疾患，血液疾患，悪性腫瘍，神経疾患など慢性腎不全以外にも二次的に皮膚搔痒症を伴う場合もあります。

　尿毒症性皮膚搔痒症は，発汗量や皮脂分泌低下，除水により角質水分量が減少することによる皮膚乾燥が関連すると考えられています。慢性腎不全での二次性副甲状腺機能亢進症による副甲状腺ホルモン（PTH）の蓄積やカルシウム，リン，マグネシウム，尿毒素の蓄積も悪化因子と言われます。機序としては，皮膚肥満細胞からのヒスタミン放出による末梢性痒み機序と，中枢性のオピオイド受容体異常による中枢性痒み機序があるとされています。

◇**必要な検査法**

　インタクトPTH，カルシウム，リン，Kt/Vなどを確認します。白血球中

表39　透析患者の搔痒症の原因

皮膚所見のあるタイプ	
慢性湿疹・脂漏性湿疹	接触性皮膚炎
蕁麻疹	薬剤性皮膚炎
老人性皮膚搔痒症	乾皮症
皮膚所見のないタイプ	
尿毒症性皮膚搔痒症	
老人性皮膚搔痒症	
糖尿病性皮膚搔痒症	

の好酸球が増加していると時は，アレルギー反応が亢進していることを示唆します。

◇搔痒症の症状の特徴

　血液透析導入後，透析年数が経過すると痒みの頻度が増すことが多いようです。体幹部，特に背部に痒みが生じることが多く，上下肢がそれに続きます。上肢ではシャントの穿刺部位に痒みが好発します。透析前に痒みが増強する例もあれば，透析中あるいは透析後に痒みが増強する例もあります。

◇透析スタッフによる搔痒症の予防方法

　皮膚科的疾患がある場合は，その疾患に応じた治療が必要です。尿毒症性皮膚搔痒症は，二次性副甲状腺機能亢進症やカルシウム・リン積の上昇がある場合，食事療法などの対策を強化します。透析不足があると判断される場合は，透析条件の見直しを行います。

　痒みは精神的因子による影響も受けやすく，つらいものであることを認識し，軽視することなく丁寧に対応することが大切です。

◇ドクターへ声をかけるタイミング

1. 痒みでいらいらしている時。
2. 痒みのために不眠がある時。

3. 皮膚所見が視診で明らかに悪化している時。

◇医師による搔痒症の治療

　ビタミンD製剤，シナカルセト（レグパラ®），リン吸着薬で，インタクトPTH，カルシウム，リンを適正範囲に管理します。必要に応じ副甲状腺摘除術（PTX）や副甲状腺内エタノール注入療法（PEIT）も行われます。

　対症療法としては，保湿剤などの外用や抗ヒスタミン薬や抗アレルギー薬などの内服や注射を用います。皮膚への強い刺激や乾燥，皮膚温の上昇など痒みを増強させる因子を避けさせるなど生活指導も必要です。特に入浴ではやわらかい繊維でできた布を使用し，石鹸の使用は控え，ぬるめのお湯につかるなどの指導を行います。搔いてはだめと制止するとかえってストレスになり，皮膚に傷をつけるほど搔かないようある程度許容をもった指導も必要です。中波長紫外線治療（UVB）は肥満細胞減少，遊離ヒスタミンの不活化などを通じ痒みに有効であることが報告されています。

　最近，中枢性痒み機序による痒みを抑制するオピオイド受容体作動薬，レミッチ®が使用できるようになりました。その効果が期待されています。

◇使用する薬剤の特徴と副作用

　抗ヒスタミン薬，抗アレルギー薬，オピオイド受容体作動薬などには，い

表40　尿毒症性皮膚搔痒症への対応

Ⅰ．スキンケア対策 　保湿対策　ワセリン，尿素含有軟膏・ローション，保湿入浴剤 　生活指導　刺激性食品，刺激性肌着の回避，入浴時の石鹸使用回避 Ⅱ．透析効率の改善，透析回路，ダイアライザの材質変更 Ⅲ．副甲状腺機能亢進症の治療 Ⅳ．外用薬 　抗ヒスタミン薬，カプサイシン含有製剤 Ⅴ．内服薬 　抗ヒスタミン薬，抗アレルギー薬，オピオイド受容体作動薬 Ⅵ．紫外線療法

ずれも眠気，不眠などの副作用があり，自動車運転をする際にトラブルとならないように注意する必要があります。

3. 透析患者にみられる合併症の管理と看護

3-22 色素沈着

◇**透析患者さんの色素沈着**

　慢性腎不全の患者さんの皮膚は色素沈着による独特な色調を呈することが多く，その頻度は50〜90％と報告されていますが，透析技術の進歩により減少あるいは軽快傾向にあります。長期透析患者さんでは色調の変化は進行し，浅黒く，輝度は低く，皺やたるみを認めます。

◇**色素沈着の出現機序**

　正確な原因は不明です。何らかの尿中に排泄されるべき色素性物質が体内に蓄積されるからではないかと言われています。したがって，透析不足であると色素沈着が進行すると言われています。また，腎移植を受けると色素沈着が消失してきます。

◇**必要な検査法**

　特に目安になる検査法はありません。Kt/Vが低く透析不足である場合は透析高率を高めます。

◇**色素沈着の症状**

　自覚症状はないものの，美容上の問題があり女性患者さんにとっては苦痛の種です。化粧方法などの工夫の他に，直射日光への皮膚暴露を避けることが対策と考えられます。

◇色素沈着の予防方法

　尿毒素の除去性能の高い透析膜の使用や透析時間の延長による透析効率の増加が一つの予防法と考えられます。皮膚疾患がある場合は，早めに皮膚科医の治療をうけることも色素沈着を悪化させない対策です。

◇医師による治療

　治療方法がない点がこの問題のなやみです。しかし，腎移植を受けると色素沈着は軽減していきます。

4. データの管理と薬剤管理

4-1 透析患者の検査値

◇透析患者さんの検査の特徴

　透析患者さんは、日常的、かつ濃厚に検査が行われる集団であり、検査データの蓄積量は膨大となります。しかし、それらの情報は有効に使われているでしょうか。

　検査結果をみると、健常人の正常範囲から外れた値となっていることも多く、これが透析患者さんにとって何を示しているかを解釈し、患者さんへの日常ケアや指導に役立てることが大切です。検査は全身状態の把握や末期腎不全に合併したさまざまな病態の評価、管理、治療を目的として行われ、血液検査、生理検査、画像検査が中心となります。

◇代表的な検査と検査値
①ヘモグロビン（Hb）

　Hbは鉄と結合している蛋白で、組織に酸素を供給し、これが少ない状態が貧血です。腎不全の代表的な合併症として、内因性エリスロポエチンの不足による腎性貧血があります。多くの大規模観察研究から、Hbと生命予後、QOLが密接な関連を持つことが明らかにされており、これを適切な値に管理することが大切です。日本透析医学会による「慢性血液透析患者における腎性貧血の治療ガイドライン」で設定されている治療目標値 Hb 10～11 g/dl（活動性の高い若年者 11～12 g/dl）を目安に、遺伝子組み換えヒトエリスロポエチン製剤（rHuEPO）を投与します。rHuEPOを十分使用しているにも関わらず貧血が改善しない、または進行する場合には、ダイアライザの残血や出血性病変の有無など、他の要因も確認する必要があります。

②白血球（WBC）
　透析患者さんは免疫力が低下しており，重症，難治性感染症に陥りやすいです．白血球数の異常は感染症の早期発見・治療に大切です．また，白血球分画での好酸球の増加は，薬剤，透析回路，透析器，エチレンガスオキサイド滅菌に対するアレルギーが疑われます．

③血小板（Plt）
　血液透析関連の異常としてヘパリン起因性血小板減少症（HIT）があります．ヘパリン依存性の自己抗体（ヘパリン・PF4複合体抗体；HIT抗体）が原因となる免疫機序を介した血小板減少であり，透析時の抗凝固薬の検討が必要となります．ヘパリン使用後に急速に血小板が低下した場合疑います．

④総蛋白（TP），アルブミン（Alb）
　血漿中に含まれる蛋白にはAlb，免疫グロブリンなどがあり，これらを総和したものが総蛋白です．Albは血漿蛋白のなかで最も大きな割合を占めており，低蛋白血症は通常Albの減少が原因となります．透析患者さんにおいてAlb値が低いほど死亡リスクが高いとされています．低蛋白血症の原因としては，食事摂取不足，異化亢進（慢性炎症，手術後，透析不足），体外への喪失（ネフローゼ，吸収不良症候群）などがあり，食事内容の確認や透析効率の検討，合併症の検索が必要となります．

⑤尿素窒素（BUN），クレアチニン（Cre）
　BUNは体内で蛋白質が分解されてできる老廃物であり，腎臓から排泄されるため，腎不全では血中に蓄積し透析で除去されます．透析前後のBUNから蛋白摂取率の指標である蛋白異化率（nPCR），透析効率の指標であるKt/Vが求められます．透析不足や蛋白摂取の増加でBUNは高くなります．消化管出血や脱水でも高くなることがあるので，注意が必要です．Creは筋肉で作られる老廃物で，BUNと同様に腎臓から排泄されるため，腎不全では蓄積し透析で除去されます．女性や高齢者など筋肉量の少ない人では低めとなることがあります．

⑥ナトリウム（Na），カリウム（K）
　Naは主として細胞外液に存在し，細胞内外の水分分布に最も影響を与える物質です．透析患者さんでは希釈性低Na血症を認めることが多く，塩分

摂取量が多いと必然的に水分摂取量も多くなり，水分過剰となって希釈されるためです。透析間の体重増加が多い患者さんには，まず塩分制限を説明する必要があります。Kは許容範囲が狭く，高K血症で致死性の不整脈や心停止を来すため，厳密にコントロールする必要があります。Kの補充の大部分が食物からの摂取で排泄は尿です。そのため腎不全では，摂取量が多いと容易に高K血症となります。Kを多く含む食物（生野菜，果物など）の摂取を減らすことや調理法を指導する必要があります。

⑦カルシウム（Ca），リン（P），副甲状腺ホルモン（インタクト-PTH）

Ca，Pは相互に関連し，コントロールされています。その調節機構はインタクト-PTH，カルシトニン，活性化ビタミンDにより，腸管，骨，腎臓を介して調節されます。腎不全の患者さんのCa，P代謝は腎性骨異栄養症（ROD）に関連します。また，P値，Ca値，Ca×Pは全死亡に対する相対リスクを高めることより，目標値（P $3.5 \sim 6.0$ mg/dl，Ca $8.4 \sim 10.0$ mg/dl，インタクト-PTH $60 \sim 180$ pg/ml）に管理することが大切です。低Alb血症があるときは補正式「補正Ca（mg/dl）＝実測Ca＋（4－Alb）」を用います。

⑧肝機能検査

AST，ALTは肝細胞内にある酵素であり，肝細胞が壊れると血中に逸脱酵素として漏れ，ウイルス性肝炎や薬剤性肝障害などで上昇します。透析患者のAST，ALTは健常者に比べ低値を示すため，適正値はそれぞれ20 IU/l未満と考えられています。ASTは肝細胞の他に心筋，骨格筋，赤血球などにも多く含まれるため，ASTのみの上昇では，心筋梗塞，横紋筋融解症，溶血などの可能性もあります。γ-GTPは胆道の細胞からも逸脱してくるため，胆管炎などで上昇します。ALPは肝臓，腎臓，骨芽細胞，胎盤，小腸をはじめ，広く全身に分布していますが，血清中に存在するALPのほとんどは肝臓型または骨型のALPであり，透析患者さんの場合，二次性副甲状腺機能亢進症による線維性骨炎でもALP（骨型）が上昇します。そのためALPが高値の場合，ほかの肝機能検査の値も参考にして診断します。

⑨血糖，グリコヘモグロビン（HbA1c），グリコアルブミン（GA）

血糖値とは血中のブドウ糖濃度のことを指し，その測定は糖尿病の病態把握のために大切です。血糖値は食事や運動により大きく変動するため，その

平均を示す指標として，HbA1c や GA が用いられます．HbA1c は過去 1〜2 カ月，GA は 2 週間〜1 カ月の血糖コントロールの状態を反映しています．HbA1c は赤血球寿命や幼若赤血球の割合に影響され，透析患者さんでは赤血球寿命が短縮しており，またエリスロポエチン製剤の使用により幼若赤血球が増加しているため，見かけ上 HbA1c が低値となっていることがあり注意が必要です．

⑩**生理検査**

心血管系合併症を有する頻度が高く，心電図検査を 1〜3 ヵ月ごとに行います．

⑪**画像検査**

胸部 X 線は血液検査と同様に透析管理上基本となる検査で，通常，1〜3 ヵ月ごと，週初めの透析前に撮影し，心胸郭比（CTR）や肺うっ血を評価し，ドライウエイトの設定を行います．腹部 US，CT 検査は長期透析患者に多発する後天性腎囊胞と，それに好発する腎細胞癌の早期発見を目的に行われます．後天性腎囊胞への腎細胞癌の発生率は一般より高く，また症状が乏しく，特異的な腫瘍マーカーが無いため，画像検査によるスクリーニングが必要です．他，必要に応じて，心機能評価のため心エコーや二次性副甲状腺機能亢進症における副甲状腺腫大の評価のため頸部エコーが行われます．

4. データの管理と薬剤管理

4-2 透析患者の定期検査

◇定期検査の目的

　透析患者さんは週2～3回定期的に来院し，医師の診療や看護師，臨床工学技士ら医療スタッフによる観察・指導を密な間隔で受けられる環境下にありながら，平均余命は一般人口の半分にも満たず，QOLも国民的標準値に比べ大きく低下しているのが現状です。透析患者さんの定期検査は，生命予後を高め，入院頻度を減らし，QOLの高い生活を保持するために行います。

　透析患者さんの生命予後規定因子は数多く知られています。そのなかで年齢や性別，腎不全の原因疾患といった患者背景を治療によって変えることは出来ませんが，透析時間や透析量，ドライウエイトの設定など透析指標，食事療法の状態を示す栄養管理指標，腎性貧血，二次性副甲状腺機能亢進症など腎不全合併症データなどは管理可能な生命予後規定因子です。したがって，これらに関するデータが許容する範囲内に保持されているかということを確認するために定期検査が行われます。

◇検査の項目と施行頻度

　さまざまな検査が行われていますが，これらは大きく分けてルーチン検査と特殊検査に分けられます。ルーチン検査とは，患者背景にかかわらず，異常を見逃さないために，すべての患者さんに行われる検査です。特殊検査とは症例を選んで，特定の目的をもって行われる検査です。透析患者さんに対するルーチン検査の項目は血液検査，生理検査，画像検査に分けられます。

　検査の項目，施行頻度は患者さんの状態，透析導入期，安定維持透析期など個々の維持透析施設によって多少異なりますが，検査の目的は，適正透析，

栄養状態，合併症の予防・早期発見・治療であり，その点から以下の検査はどの患者さんにも最低限必要なものと考えられます。

日本透析医会による「安定期慢性維持透析の保険診療マニュアル（平成10年度改訂）」では，検査項目と頻度およびその必要性が提示されています。

血算（透析前のみ），BUN，Cre，UA，電解質（透析前後）など透析効率に関連する検査を2週に1回，肝機能，蛋白，糖，脂質，鉄，フェリチン，TSAT，CRP，β_2MG，血液ガス分析，胸部X線，心電図などを追加した検査を月1回，便潜血，HANP，インタクトPTHを3ヵ月に1回，肝炎ウイルス検査を半年に1回，免疫グロブリン，甲状腺機能，アルミニウムなどを年1回，必要に応じて，腹部エコーまたはCT，心エコー，消化管検査，副甲状腺エコーなどを施行するとされています。

◇検査のタイミング

一般的には，週初めの透析前に施行されます。透析の間隔が中2日と1日では結果が異なります。座位と臥位でも結果が異なります。同じ姿勢で採血する必要もあります。また，夜間・午後透析では，空腹時採血にならないことも多く，種々の薬剤も服用後になっている実情を考慮する必要があります。

表41　最低限必要な検査項目

透析効率関連：BUN，Cre，UA，Na，K，Cl，Ca，P（透析前後），β_2MG
貧血関連：RBC，Hb，Ht，Plt，TSAT，フェリチン，
骨代謝関連：インタクトPTH，ALP
感染症関連：WBC，白血球分画，CRP
栄養・代謝関連：TP，Alb，総コレステロール，血糖，HbA1c
肝機能関連：AST，ALT，LDH，γ-GTP，ALP
その他：便潜血，胸部X線，心電図

4. データの管理と薬剤管理

4-3　内服薬の管理

◇**透析患者さんへの投薬**

　透析患者さんへの投薬は一般の患者さんと比べ，難しい点がいくつかあります。まず，薬剤によっては容量減量や透析とのタイミングを検討する必要があります。腎排泄性の薬剤は減量が必要です。透析日・非透析日で内服薬の種類が異なることや，服用時間が食前・食後の他に，透析開始直前・食直前・食直後というように薬剤により内服タイミングが異なります。

　次いで，多剤併用がしばしば見られ，内服薬の自己管理が煩雑なことがしばしばあります。複数の降圧薬，骨代謝関連の薬剤として複数のリン吸着剤，ビタミンD製剤が処方され，時々内服内容も変わります。糖尿病性腎症からの透析導入増加により，血糖下降薬やインスリンを処方されている患者さんも多数いますが，非透析日と透析日では異なる処方であることが一般的です。最近では，高齢あるいは糖尿病性網膜症を合併している患者さんなど視力に問題のある患者さんも増え，自己管理が難しくなっています。副作用が問題となる薬剤も多く，医師からの説明だけでは不十分であり，看護師，薬剤師による内服薬の管理・指導も日常ケアの一つとして大切です。

◇**透析患者さんに使用される代表的な薬剤と留意点**
①**降圧薬**

　降圧薬の選択は，個々の症例の年齢，心血管系疾患の合併の有無，高血圧以外の危険因子を考慮して決定されます。カルシウム拮抗薬，アンジオテンシン変換酵素阻害薬（ACE阻害薬），アンジオテンシンⅡ受容体拮抗薬（ARB），α遮断薬，β遮断薬，中枢性交感神経抑制薬など多種類の薬剤が

使用されます。

透析患者さんの中には透析後に血圧低下をきたしやすい人がいるため、透析日・非透析日で投薬内容や用量の調節を行うことがあります。

ACE 阻害薬とポリアクリロニトル透析膜（PAN 膜）の併用はアナフィラキシー症状を来すことがあるため、併用は禁忌です。

中枢性交感神経抑制薬は口渇をきたすことがあり、透析患者さんでは水分摂取量の増加に注意が必要です。

② 骨代謝関連薬剤

高 P 血症、高カルシウム血症、二次性副甲状腺機能亢進症は動脈硬化や異所性石灰化の原因となりきちんと管理することが大切です。高 P 血症には P 吸着剤として、以前は水酸化アルミニウムが用いられていましたが、脳症や骨軟化症の原因となるため、炭酸カルシウム（Ca）に置き換わりました。食事中の P と内服した Ca が結合して消化管からの P の吸収を抑制します。食事中あるいは食直後に服用することが有効です。また、副甲状腺ホルモンの抑制のため、活性化ビタミン D 製剤が併用されていることが多く、消化管からの Ca 吸収促進により高 Ca 血症を招きやすいという問題点があります。最近では、副甲状腺ホルモン抑制に対してシナカルセトと言う内服薬剤も使用されますが、低カルシウム血症を招くなどの問題があります。

Ca を含まない吸着剤として塩酸セベラマー、炭酸ランタンが使用されますが、便秘を中心とした消化器症状を伴いやすい傾向があります。P 吸着剤は内服する錠数が多くなると、飲み難く、腹部膨満、便秘といった消化器症状より服薬コンプライアンスが悪くなりがちです。便秘の下剤の併用が必要です。理想的には、看護師、薬剤師による総合的服薬ケア、服薬指導が大切です。

③ 糖尿病治療薬

透析患者さんにおける血糖下降薬は遷延性低血糖のリスクがあるため、ほとんどの場合、慎重投与もしくは禁忌となっており、インスリン療法を主体に血糖コントロールを行うことが望ましいです。患者さんの社会的背景からインスリン療法が不可能な場合、速効型インスリン分泌薬であるミチグリニドの内服を少量から開始することもあります。α グルコシダーゼ阻害薬は使

用可能ですが便秘に注意が必要です。インスリンの代謝が腎臓で行われるため，腎不全の進行に伴い，多くの患者さんがインスリン必要量の減少，血糖値の低下を認めます。なかにはインスリンが不要となる患者さんもいます。しかし，透析療法が始まると体調の改善に伴い食欲が増し，再度インスリン療法が必要となる患者さんもいます。

表42 透析患者さんの使用薬剤とその問題点

種類	問題点
降圧薬：	
ARB	貧血悪化，高カリウム血症
ACE 阻害薬	PAN 膜使用禁止，貧血悪化，高カリウム血症
β遮断薬	徐脈
中枢性交感神経抑制薬	口渇，起立性低血圧
利尿薬	高尿酸血症
骨代謝関連薬剤：	
炭酸カルシウム	便秘，異所性石灰化
塩酸セベラマー	便秘，腸管穿孔
炭酸ランタン	便秘
ビタミンD製剤	高カルシウム血症，異所性石灰化
シナカルセト	低カルシウム血症
糖尿病治療薬：	
内服血糖下降薬	低血糖
インスリン	低血糖，透析日と非透析日で使用量調節必要
高脂血症薬：	
スタチン製剤	横紋筋融解症
レジン製剤	便秘
フィブラート製剤	使用禁止（横紋筋融解症の発症頻度高い）
胃腸薬：	
アルミニウム含有製剤	長期内服禁止
H$_2$ ブロッカー	血小板減少

血液透析時における注意点は，透析日と非透析日では血糖の日内変動のパターンが異なるということです．透析液中のブドウ糖濃度が 100 mg/dl の場合，血糖値が濃度勾配に従って低下し，透析後半は 100 mg/dl 前後に近づくと考えられ，低血糖を起こしやすい状態となっています．この場合，透析日と非透析日でインスリン投与量の変更を検討する必要があります．

索　引

あ

悪性腫瘍 …………………62, 127
悪性症候群 …………………88
足関節上腕血圧比（ABI）………79
足のケア（foot care）…………80
アセテートフリー透析 …………55
アテローム血栓性脳梗塞 ………90
アテローム硬化性脳梗塞 ………94
アナフィラキシー症状 ………149
アミノ酸製剤 …………………45
アルカリホスファターゼ（ALP）
　………………………………101
アルツハイマー病 ……………84
アルブミン（Alb）…………67, 143
アレルギー ……………………143
アレルギー反応 ………………137
アンジオディスプラジア ……122

い

胃潰瘍 …………………………121
異化亢進 ………………………143
異化亢進状態 …………………42, 65
息切れ …………………………105
異所性石灰化 ……………101, 130
胃前底部毛細血管拡張症 ……121
遺伝子組み換えヒトエリスロポエチン
　製剤（rHuEPO）……………142
飲水制限 ………………………44
インスリン療法 ………………149
インタクト PTH ………100, 138, 144

う

ウイルス性肝炎 ………………144
ウエットタイプ ………………13
うっ血 …………………………105
うっ血性心不全 ………………104
運転モード ……………………22
運動不足 ………………………118

え

栄養管理指標 …………………146
栄養士 …………………………44
栄養指導 ………………………44
栄養指標 ………………………44, 67
栄養状態 ………………………65
栄養補助食品 …………………66, 69
易出血状態 ……………………23
壊疽 ……………………………80
エタノール注入療法 …………102
エリスロポエチン ……………70
エリスロポエチン製剤 ………27
エリスロポエチン低反応性（抵抗性）
　…………………………………73
塩分制限 …………………43, 144
塩分摂取量 ……………………43

お

オピオイド受容体異常 ………136
オピオイド受容体作動薬 ……138

か

- 回収 …… 27
- 解離性動脈瘤 …… 80
- 回路内凝固 …… 26
- 拡散 …… 2
- 拡張期血圧 …… 46
- 角膜混濁 …… 96
- 画像検査 …… 146
- 家族 …… 32
- 下大静脈径 …… 39
- 活性型ビタミンD製剤 …… 102
- 活性化ビタミンD …… 144
- カテコラミン製剤 …… 55
- カテーテル感染 …… 25
- カテーテル屈曲 …… 25
- カテーテル閉塞 …… 25
- 化膿性関節炎 …… 130
- 化膿性脊椎炎 …… 133
- 痒み …… 136
- 体組成分析装置 …… 67
- カリウム（K）…… 143
- カリウム制限 …… 43
- カルシウム（Ca）…… 61, 78, 136, 144
- 加齢 …… 52, 65
- カロリー摂取量 …… 41
- カロリー補給 …… 66
- 眼圧上昇 …… 98
- 眼圧チェック …… 96
- 感覚障害 …… 91
- 眼乾燥感 …… 96
- 肝機能検査 …… 144
- 間欠性歩行 …… 80
- 患者監視装置 …… 6, 19, 23, 25
- 患者導線 …… 16
- 関節拘縮 …… 74
- 関節痛 …… 74, 75
- 関節変形 …… 74
- 感染 …… 36
- 感染症 …… 86
- 感染性関節炎 …… 131
- 眼底 …… 96
- 冠動脈硬化症 …… 79
- 冠動脈造影 …… 111
- 冠動脈バイパス術（CABG）…… 113

き

- 記憶障害 …… 82
- 着替え …… 15
- 起座呼吸 …… 106
- 帰室 …… 29, 30
- 季節 …… 38
- 帰宅 …… 29, 30
- 偽痛風 …… 130
- 気泡監視装置（エアーディテクター） …… 9
- 急性胃粘膜障害 …… 121
- 急性冠症候群 …… 109
- 急性心筋梗塞 …… 109
- 急性腹症 …… 115
- 胸水 …… 105
- 胸部圧迫感 …… 105
- 虚血性心疾患 …… 109
- 虚血性腸炎 …… 121
- 起立性低血圧 …… 31, 54
- 緊急災害時 …… 33
- 緊急連絡 …… 33
- 筋性防御 …… 116

索引

筋肉量………………………………68

く

空気混入……………………………9
駆血帯………………………………20
果物…………………………………144
くも膜下出血………………………90
グリコアルブミン（GA）………57, 144
グリコヘモグロビン（HbA1c）
　　　　　　　　　　　　……56, 144
クレアチニン（Cre）…………67, 143

け

経皮的冠動脈形成術（PCI）…111, 113
下血…………………………………122
血圧…………………………………39
血圧計………………………………47
血圧測定…………………………16, 31
血圧変動……………………………23
血液回路……………………………23
血液検査……………………………146
血液透析……………………………7
血液透析不足………………………26
血液透析濾過………………………55
血液ポンプ…………………………11
血液流量……………………………25
血液濾過……………………………7
血管鉗子……………………………18
血行力学性脳梗塞…………………90
血小板（Plt）………………………143
血清カルシウム……………………99
血清リン……………………………99
血栓再発予防………………………94
血糖…………………………………144

血糖降下薬…………………………56
血糖自己測定………………………59
血糖測定……………………………27
血糖の日内変動……………………151
血尿…………………………………128
結膜出血……………………………96
結膜増殖……………………………96
限外濾過…………………………2, 7
言語障害……………………………91
検査データ…………………………142

こ

高 Ca 血症…………………………149
高 K 血症……………………………144
抗アレルギー薬……………………138
抗うつ薬……………………………85
口渇…………………………………149
高カリウム血症……………………61
高カルシウム血症…………………63
抗凝固薬………………12, 22, 23, 121
抗凝固薬速度設定…………………25
抗凝固薬注入………………………11
口腔機能……………………………87
高血圧………………………………46
高血圧脳症…………………………48
抗血小板薬…………………………121
高血糖………………………………56
高血糖性高浸透圧昏睡……………58
構語障害……………………………91
好酸球の増加………………………143
甲状腺機能低下症…………………84
合成高分子膜………………………14
高張浸透圧液………………………55
後天性腎嚢胞…………………124, 145

抗トロンビン薬……………………13
高濃度グルコース…………………45
抗ヒスタミン薬……………………138
後腹膜出血…………………………126
高リン血症…………………………63
高齢化………………………………32
高齢者………………………………82
呼吸困難……………………………105
個人用………………………………6
骨折…………………………………74
骨転移………………………………62
骨囊胞……………………………74, 75
骨融解………………………………62
固定用テープ………………………18
コレステロール……………………67

さ

酢酸フリー透析液…………………4
坐剤…………………………………120
残腎機能……………………………38

し

色素性物質…………………………140
色素沈着……………………………140
刺激性下剤…………………………120
止血…………………………………28
止血クランプ………………………29
止血バンド…………………………29
自己管理……………………………148
自己診断……………………………10
自動血圧計…………………………54
自動調節機構………………………90
シナカルセト…………………64, 138
脂肪製剤……………………………45

氏名を点呼…………………………16
シャント音…………………………37
シャント内再循環…………………26
シャント閉塞………………………53
収縮期血圧…………………………46
十二指腸潰瘍………………………121
周辺症状……………………………82
宿便…………………………………118
手根管症候群………………………75
昇圧薬………………………………55
消化管出血………………62, 115, 116
硝子体切除術………………………97
消毒…………………………………10
静脈圧………………………………8
静脈圧が上昇………………………37
静脈側回路…………………………12
食事外水分量………………………43
食事管理……………………………41
食事摂取不足………………………143
食事量………………………………38
食事療法……………………………137
食物繊維不足………………………118
徐々に体位…………………………31
除水…………………………………11
除水システム………………………9
除水量設定…………………………25
徐水量の計算………………………16
ショック状態……………………53, 54
ショック反応………………………23
徐脈…………………………………23
自律神経機能………………………90
自律神経障害………………………52
視力障害……………………………95
腎移植………………………………140

索引

腎癌 129
心胸郭比（CTR） 39, 145
心筋梗塞 23
神経圧迫 74
心血管系合併症 145
心原性塞栓性脳梗塞 90
心原性脳塞栓症 94
人工血管 25, 35
人工腎臓 41
腎細胞癌 124, 145
腎性骨異栄養症（ROD） 144
腎性線維化性皮膚症 NFD 134
腎性全身性線維症 NSF 134
腎性貧血 70, 142
心臓型脂肪酸結合蛋白 110
心停止 144
浸透圧性下剤 119
心拍出量 104
心不全 104
腎不全合併症データ 146
心房性ナトリウム利尿ホルモン 39

す

水酸化アルミニウム 149
水洗 10
水分制限 118
睡眠障害 136
睡眠薬 85
水溶性ビタミン 67
スタッフも手洗い 17
スリル 36

せ

生活指導 138
生活習慣 49
整形外科 76
生命予後規定因子 146
生理検査 146
脊髄神経障害 133
積層型 13
脊柱管狭窄 74, 133
脊椎疾患 133
石灰化動脈硬化 78
ゼラチン貼付剤 29
セルロース系膜 14
線維性骨炎 101, 144
遷延性低血糖 149
穿刺 18
穿刺針 18, 20
穿刺部位 16, 20
穿刺方法 36
洗濯しやすい 15
先天性嚢胞腎 124
前立腺癌 127, 129

そ

増殖前網膜症 95
増殖網膜症 95
総蛋白 67
総蛋白（TP） 143

た

ダイアライザ 13
ダイアライザ（透析器） 2
体位を工夫 25
体温測定 16
体重増加 40, 106
体重測定 16

対象患者の適性	25	直射日光	140
体調問診	16		
タイミング	148	**つ**	
高Na透析	55	椎体圧迫骨折	133
多関節型	130	痛風	130
多剤併用	148		
脱血	11	**て**	
脱水	86	低栄養	65
脱水状態	52	定期検査	146
多人数用	6	低血圧	52
タール便	122	低血糖	56, 64
単関節型	130	デイサービス	87
短期留置型	35	低蛋白血症	52
炭酸カルシウム (Ca)	149	低分子ヘパリン	13
短時間作用型	50	鉄過剰状態	72
単純網膜症	95	鉄剤	27
蛋白異化率 (nPCR)	143	手袋着用	17
蛋白摂取率	143	電解質異常	61, 86
蛋白摂取量	42	電解質指標	44
短絡路	34	転倒	32
		転倒防止	16
ち		転落	32
致死性の不整脈	144		
中央監視装置	19	**と**	
中核症状	82	動悸	105
中空糸型	13	透析	11
中枢性痒み機序	136	透析アミロイド症	74, 130
中枢性交感神経抑制薬	149	透析液圧	8
腸管血流障害	116	透析液清浄化	2
腸管蠕動	118	透析液濃度	4
腸管動脈閉塞症	80	透析回路	11
長期臥床	118	透析合併症	65
長期留置型	35	透析期間	38
長時間作用型	50	透析効率	143

透析後に血圧低下 …………………149
透析室に入室 ……………………… 15
透析指標 ……………………………146
透析終了時 ………………………… 27
透析条件の設定確認 ……………… 19
透析導入，中止 …………………… 86
透析日と非透析日でインスリン投与量
　の変更 ……………………………151
透析不足 …………………………… 65
透析膜 ……………………………… 2
透析間の体重増加が多い …………144
透析モード ………………………… 25
糖尿病 …………………………56, 144
糖尿病合併症 ……………………… 57
糖尿病性ケトアシドーシス ……… 58
糖尿病性腎症 ……………………… 31
糖尿病性網膜症 …………………… 95
頭部外傷 …………………………… 84
動脈側回路 ………………………… 12
動脈硬化 …………………………… 52
動脈硬化症 ………………………… 78
動脈表在化 ……………………25, 35
吐血 …………………………………122
ドライウエイト ……… 19, 38, 107, 145
ドライタイプ ……………………… 13
トランスフェリン飽和度（TSAT）
　……………………………………… 71
トロポニンT（TnT） ……………110

な

内シャント ……………………25, 34
内服薬 ………………………………148
ナトリウム（Na） ……………61, 143
生野菜 ………………………………144

に

肉眼的血尿 …………………………125
二次性副甲状腺機能亢進症
　………………………99, 130, 136, 144
入院着 ……………………………… 15
入浴 ………………………………… 37
入浴指導 …………………………… 32
尿検査 ………………………………127
尿素窒素（BUN） …………………143
尿毒症 ……………………………… 85
尿毒症性認知症 …………………… 86
尿毒症性皮膚搔痒症 ………………136
尿毒素 ………………………………136
尿路感染症 …………………………127
尿路結石 ……………………………127
認知症 ……………………………… 82

の

脳血管障害 ……………………84, 89
脳梗塞 ……………………… 23, 89, 90
脳梗塞症状 ………………………… 79
脳出血 ……………………………… 89
脳性ナトリウム利尿ホルモン（BNP）
　………………………………… 39, 105
脳動脈瘤 …………………………… 90
濃度勾配 …………………………… 2
脳浮腫 ……………………………… 92
脳ヘルニア ………………………… 93
嚢胞形成 ……………………………124
嚢胞出血 ……………………………126
嚢胞内感染 …………………………125
嚢胞破裂 ……………………………125

は

肺うっ血 ··108, 145
バイタルサイン ······································23, 24
背部痛 ··125
排便異常 ··118
排便習慣 ··119
破壊性脊椎関節症 ····························75, 133
履物 ··32
白内障 ··95
パジャマ ··15
バスキュラーアクセス ······19, 23, 25, 34
バスキュラーアクセス管理 ···············32
バスキュラーカテーテル ···················35
白血球（WBC）······································143
抜針 ··28
抜針事故 ··21
抜針防止 ··25
ばね指 ··75
半透膜的性質 ··2

ひ

光凝固療法 ··97
ビタミン D ··99
ビタミン D 製剤 ······························138
ビタミン欠乏 ······································84
必要エネルギー量 ··························41
泌尿器科的疾患 ························127
標準化蛋白異化率 ····················67
微量元素 ··67
微量元素不足 ························65
ピロー ··25
ピロリ菌 ································123
ピロリ菌感染 ··········121

ふ

頻回かつ定期的な声かけ ···············24
貧血 ··70
頻脈 ··23

ふ

不安定狭心症 ······································109
フェリチン ··71
不均衡症候群 ······································24
副甲状腺 ··99
副甲状腺機能亢進症 ····················78
副甲状腺腫大 ··99
副甲状腺摘出術・自家移植術 ·······102
副甲状腺摘除術（PTX）············138
副甲状腺内エタノール注入療法
　（PEIT）··138
副甲状腺ホルモン ····························99
副甲状腺ホルモン
　（インタクト-PTH）·········136, 144
福祉サービス ··32
腹痛 ··115, 125
腹部アンギーナ ····················116
腹膜透析 ····························108
服薬コンプライアンス ··········149
服薬指導 ····························50
フサンショック ················13
浮腫 ····························39
不整脈 ··············23

へ

閉塞 ··36
ヘパリン起因性血小板減少症（HIT）
　··13, 143
ヘモグロビン（Hb）············71, 142
ヘルパー ································32

変形性関節症 ……………………130, 131
変形性脊椎症 ………………………133
返血 …………………………………11, 27
便秘 …………………………………118, 149

ほ

膀胱癌 ………………………………127, 129
膀胱洗浄 ……………………………129
保湿剤 ………………………………138
補助食品 ……………………………44
補正 Ca (mg/dl) = 実測 Ca + (4 − Alb)
……………………………………144
補正カルシウム値 …………………100
補正式 ………………………………144
骨 X 線撮影 ………………………75
ポリアクリロニトル透析膜（PAN 膜）
……………………………………149

ま

マグネシウム ………………………61, 136
末梢性痒み機序 ……………………136
末梢動脈硬化疾患（PAD）………79
麻痺 …………………………………91
慢性炎症 ……………………………65
慢性硬膜下血腫 ……………………84

み

見かけ上 HbA1c が低値 …………145
水処理システム ……………………1
脈波伝搬速度（PWV）……………79

む

無痛性心筋虚血 ……………………112

め

メシル酸ナファモスタット ………13
メタボリックシンドローム ………42

も

毛細血管拡張 ………………………121
網膜症 ………………………………95
網膜静脈閉塞症 ……………………96
網膜剥離 ……………………………96

や

薬剤性 ………………………………85
薬剤性肝障害 ………………………144
薬剤注入 ……………………………27
薬剤溶出性ステント（DES）………113

よ

溶血 …………………………………9
溶質移動 ……………………………2
用手止血 ……………………………28
容量減量 ……………………………148

り

離断事故 ……………………………21
流水洗浄 ……………………………16
留置カテーテル ……………………25
緑内障 ………………………………95
リン（P）……………………………61, 78, 136, 144
リン吸着薬 …………………………101, 102, 138
リン制限 ……………………………43

る

ルーチン検査 ………………………146

れ

レグパラ® ……………………………138
レプチン ………………………………65
連続的ヘマトクリット測定装置……54

ろ

漏血監視装置 …………………………9
労作性狭心症 ………………109, 111

英字

% クレアチニン産生速度……………67
β_2 ミクログロブリン ………………74
β_2 ミクログロブリン吸着カラム ……77
ACE 阻害薬……………………………149
Acute coronary syndrome: ACS
　………………………………………109
ADL の低下 …………………………32
BNP ……………………………………105
Coronary angiography; CAG ……111
CRP………………………………………78
CT 撮影 ………………………………75
CTR ……………………………………105
gastric antral vascular ectasia: GAVE
　………………………………………121
GI 療法…………………………………63
HbA1c ………………………56, 57, 145
heart-type fatty acid binding protein:
　H-FABP……………………………110
K を多く含む食物 ……………………144
Kt/V ……………………………67, 143
nPCR……………………………………67
PET ……………………………………127
plasma refilling………………………52
PTH-rP ………………………………62
rHuEPO ………………………………142
ST 部分が上昇 ………………………110

編著者略歴

西　慎一（にし　しんいち）

所属：新潟大学医歯学総合病院　血液浄化療法部　准教授

1983 年（昭和 58 年）3 月	新潟大学医学部卒業
1983 年（昭和 58 年）5 月	新潟大学医学部附属病院・関連病院で研修開始
1986 年（昭和 61 年）7 月	新潟大学医学部大学院入学・第二内科入局
1990 年（平成 2 年）3 月	同上卒業　医学博士修得
1993 年（平成 5 年）5 月	新潟大学医学部附属病院第二内科　助手
1997 年（平成 9 年）4 月	新潟大学医学部附属病院血液浄化療法部　副部長（助教授）
	（現在　新潟大学医歯学総合病院に改名）
2007 年（平成 19 年）4 月	新潟大学医歯学総合病院血液浄化療法部　副部長（准教授）

［専門領域］
透析合併症に関する臨床研究

［主な所属学会］
国際腎臓学会
日本腎臓学会
日本透析医学会
日本内科学会
米国内科学会

© 2010　　　　第 1 版発行　2010 年 4 月 30 日

**初めて学ぶ
血液透析の手技と看護**

（定価はカバーに表示してあります）

編著者　　西　慎一
発行者　　服　部　治　夫
発行所　　株式会社 新興医学出版社
〒113-0033　東京都文京区本郷 6 丁目 26 番 8 号
電話　03（3816）2853　　FAX　03（3816）2895

検印省略

印刷　大日本法令印刷株式会社　　ISBN 978-4-813-2　　郵便振替　00120-8-191625

・本書の複製権・上映権・譲渡権・公衆送信権（送信可能化権を含む）は株式会社新興医学出版社が保有します。
・JCOPY〈（社）出版者著作権管理機構　委託出版物〉
本書の無断複写は著作権法上での例外を除き禁じられています。複写される場合は、そのつど事前に（社）出版者著作権管理機構（電話 03-3513-6969、FAX 03-3513-6979、e-mail：info@jcopy.or.jp）の許諾を得てください。